中文翻译版

日间手术麻醉

Ambulatory Anesthesia

顾问　〔美〕李·A.弗莱舍（Lee A. Fleisher）

主编　〔美〕迈克尔·T.沃尔什（Michael T. Walsh）

主译　王宏伟　方向明

科学出版社

北　京

图字：01-2023-0352

内 容 简 介

本书主编为梅奥诊所的麻醉专家、美国门诊麻醉学会前任主席。本书为原著中文翻译版，主要内容包括术前评估，特殊患者如肥胖和阻塞性睡眠呼吸暂停等患者的围手术期管理，区域麻醉在日间手术患者的运用及注意要点，胃肠镜麻醉的管理，口腔科手术的麻醉管理，以及日间手术麻醉持续的质量改进和作为日间手术麻醉的管理者需要的素质和远见等。本书对日间手术麻醉进行了规范，内容实用，贴近临床，适于各级医院麻醉科医生阅读参考。

图书在版编目（CIP）数据

日间手术麻醉 /（美）麦克尔·T. 沃尔什（Michael T. Walsh）主编；王宏伟，方向明主译 .

北京：科学出版社，2024. 6. -- ISBN 978-7-03-078776-7

Ⅰ. R614

中国国家版本馆 CIP 数据核字第 2024RF6605 号

责任编辑：郭 颖 / 责任校对：张 娟
责任印制：师艳茹 / 封面设计：龙 岩

Elsevier (Singapore) Pte Ltd.
3 Killiney Road, #08-01 Winsland House I, Singapore 239519
Tel: (65) 6349-0200; Fax: (65) 6733-1817

Ambulatory Anesthesia
Copyright © 2023 by Elsevier, Inc. All rights reserved..
ISBN: 978-0-323-68222-0

科学出版社 出版
北京东黄城根北街 16 号
邮政编码：100717
http://www.sciencep.com

三河市春园印刷有限公司印刷
科学出版社发行 各地新华书店经销

*

2024 年 6 月第 一 版 开本：720×1000 1/16
2024 年 6 月第一次印刷 印张：12 插页：4
字数：238 000
定价：98.00 元
（如有印装质量问题，我社负责调换）

译者名单

主译　王宏伟　方向明

译者　（以姓氏汉语拼音为序）

曹卢园[1]　程海红[1]　董思雯[1]　方向明[2]　管　婷[1]

王　情[1]　王　帅[1]　王丹凤[1]　王宏伟[1]　王嘉钰[1]

吴　蓓[1]　吴　勇[1]　俞晨远[1]　章　钰[1]　周　洁[1]

朱小强[1]

[1] 浙江省立同德医院
[2] 浙江大学医学院附属第一医院

☆☆☆　译者前言

随着外科手术微创化和麻醉设备、药物和技术的日臻发展，以及医疗保障制度创新改革的迫切需求下，麻醉医生的工作范畴有了很大的拓展，能满足大量的内镜诊疗、血管介入治疗、心脏瓣膜介入置换，甚至全关节置换等日间手术及牙科治疗等舒适化的需求。但同时由于患者趋向老龄化、多合并基础疾病，以及手术难度系数和复杂性增加，麻醉学科面临更大的挑战和机遇。本译著旨在全面讲述日间手术的术前评估，患者筛选和积极优化，通过加速康复流程来完善日间手术管理，提高麻醉医生的多模式镇痛理念，以及儿童等特殊人群和牙科诊疗的特殊环境的应对和安全保障，最终通过绩效考核治疗质量来推动价值医疗。

《日间手术麻醉》内容包含日间手术麻醉术前评估的内容、时机和方式，日间手术中肥胖患者和阻塞性睡眠呼吸暂停患者的评估和注意事项，日间手术的加速康复流程，日间手术中心的应急响应如何应对，全关节置换日间手术的麻醉关键技术，日间手术麻醉医生的区域麻醉技术，儿童日间手术存在的难点，手术室外麻醉尤其消化内镜中心、私人诊所麻醉及私人牙科诊所麻醉和镇静的安全问题，日间手术麻醉的质量改进，日间手术麻醉的患者使用的衡量指标，日间手术麻醉的价值医疗付费体系建立，以及日间手术中心的医疗主管要求有远见的领导者才能安全和持续地开展日间手术。

期望本书的出版能为麻醉学科及生命健康行业工作者提供与时俱进的理论知识，在面向世界科技前沿、面向经济主战场、面向国家重大需求、面向人民生命健康的新时代，直面内镜诊疗麻醉、日间手术麻醉、诊室麻醉、麻醉管理及相关医疗保障制度改革发展等问题，在麻醉学科核心技术、人才培养等方面迎难而上，肩负起时代赋予的重任，更好地服务于健康中国建设。

方向明

浙江大学医学院附属第一医院总部麻醉科主任

浙江大学医学院医药学部副主任

浙江省医学会麻醉学分会主任委员

中华医学会麻醉学分会副主任委员

中国医师协会麻醉科医师分会副会长

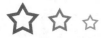 # 序

日间手术麻醉：是否能成为围手术期医学的创新前沿？

日间手术麻醉的起源可以追溯到 1898 年，当时詹姆斯·享德森·尼科尔（James Hendson Nicoll）进行了近 9000 次日间手术。近 70 年后院外独立的日间手术中心开始发展起来，在过去的半个世纪里，这方面取得了非常快速的发展。随着对日间手术患者术前评估和术前准备的不断完善，进行日间手术的患者条件和拟采用的手术类型也明显有所拓展，区域麻醉和加速康复外科技术的进步推动了相应的发展。最后，日间手术和麻醉患者的结局和衡量指标都最终推陈出新。在本期《临床麻醉》（*Anesthesiology Clinics*）中，我们着重讨论创新的理念让更多患者可以安全地进行日间手术。

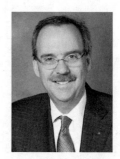

李·A. 弗莱舍（Lee A. Fleisher），医学博士
顾问

迈克尔·T. 沃尔什（Michael T. Walsh）医生是梅奥诊所麻醉学教授和麻醉学与围手术期医学科的顾问麻醉医师。他是日间手术麻醉协会的前任主席和美国日间手术医疗机构认证协会行业标准委员会的副主席。所以他非常适合来编辑这期的《日间手术麻醉》。

李·A. 弗莱舍（Lee A. Fleisher），医学博士
宾夕法尼亚大学佩雷尔曼医学院
美国宾夕法尼亚费城杜勒斯 680 号云杉街 3400 号，邮编 19104
电子邮箱：Lee.Fleisher@uphs.upenn.edu

☆ ☆ ☆ 　　前　言

　　从现在起我们都是日间手术麻醉医生！

　　这句话起源于 20 世纪 70 年代的凯恩斯经济理论，有以下含义：我们当然要团结一致，但是医学的主流是不可避免的。我认为当涉及日间手术麻醉时，这个含义的两个方面有助于说明我的观点。首先，日间手术和麻醉的比例持续增长，在美国超过 60% 的手术被归类为日间手术。私人诊所的手术发展得更快。截至 2014 年，在美国约 8.85 亿次的诊所就诊中，有 11% 是外科手术。当然，不是每位麻醉医生每天都在实施日间手术麻醉，但许多曾经被认为需要住院治疗的专科和诊疗操作开始转向日间手术

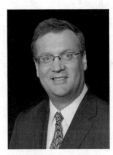

迈克尔·T. 沃尔什
(Michael T. Walsh)，
医学博士　主编

或者只在医疗机构停留 23h。门诊微创的心血管手术、全关节置换术、脊柱手术和微创神经外科正日益向日间手术发展。手术室外诊疗操作正在呈爆炸性地增长，而其中门诊患者占了最大份额。

　　日间手术和麻醉的主流地位不仅仅是一些数字，更重要的是一种理念；所有的麻醉都应该将患者尽快恢复到术前的功能状态，并尽可能减少疼痛和其他不良反应。日间手术麻醉也在一开始就支持减少阿片类药物的使用，并利用多模式的方法进行疼痛控制和术后恶心呕吐治疗。目前在住院手术中流行的加速康复的方案强调患者早期出院、当日活动和恢复进食，是将日间哲学提升到新水平的完美例子。我们目前还无法在当天让所有的患者出院，但我们的麻醉方法应不断努力实现这一崇高目标，随着微创手术技术和疼痛控制的进步，终有一天几乎所有麻醉医生都是日间的麻醉医生将成为可能。

　　本书重点关注日间手术麻醉的现状，然而，由于日间手术的覆盖面广，我认为所有麻醉医生都会对这些主题感兴趣。本期的主题从术前评估开始，特别强调对心脏疾病和慢性疼痛患者的评估。关于肥胖和阻塞性睡眠呼吸暂停专门探讨了这些常见情况的当前数据和最新指南。其他重要的内容包括基于日间手术的加速康复临床路径和日间手术中心的应急响应。关于全关节置换术、区域麻醉、儿科和手术室外的内镜中心的部分讨论了特定的患者群体的相关处理原则。

☆ ☆ ☆ ☆

最后，私人诊所的麻醉安全和儿科牙科麻醉的特殊问题使得本书的临床部分非常完整。

1970 年，麻醉医生约翰·福特（John Ford）和华勒斯·里德（Wallace Reed）开设了第一个院外独立的日间手术中心，此后，日间麻醉医生一直参与日间手术的实践管理。虽然并非每个日间麻醉医生都拥有医疗主管的实际头衔，但我们大多数麻醉医生都以这种理念进行临床实践：总是寻找提高质量、效率和患者满意度的各种方法。希望本书关于临床质量、患者结局和付款方式的文章能使临床工作变得更加容易。关于医疗主管问题部分也提供了一个很好的大概内容及领导力的宝贵想法。

我要感谢所有作者为本书付出的时间及他们的学术造诣。他们的奉献精神和专业知识闪耀着光芒，希望能提供有价值的提示和策略，无论您在哪里执业，都能帮助您改善对患者的医疗服务。

迈克尔·T. 沃尔什（Michael T. Walsh），医学博士
梅奥诊所麻醉与围手术期医学科
美国明尼苏达州罗切斯特西南街 100 号，邮编 55901
电子邮箱：walsh.michael1@mayo.edu

☆☆☆　原著编者

顾问

LEE A. FLEISHER, MD

Robert D. Dripps Professor and Chair of Anesthesiology and Critical Care, Professor of Medicine, Perelman School of Medicine, University of Pennsylvania, Philadelphia, Pennsylvania, USA

主编

MICHAEL T. WALSH, MD

Assistant Professor, Department of Anesthesiology and Perioperative Medicine, Mayo Clinic College of Medicine and Science, Mayo Clinic, Rochester, Minnesota, USA

编者

BASEM ABDELMALAK, MD, FASA

Professor of Anesthesiology, Departments of General Anesthesiology and Outcomes Research, Director, Anesthesia for Bronchoscopic Surgery, Director, Center for Sedation, Cleveland Clinic, Cleveland, Ohio, USA

ANOUSHKA M. AFONSO, MD, FASA

Director, Enhanced Recovery Programs (ERP), Assistant Attending, Department of Anesthesiology and Critical Care Medicine, Josie Robertson Surgery Center, Memorial Sloan Kettering Cancer Center, New York, New York, USA

ADAM W. AMUNDSON, MD

Assistant Professor of Anesthesiology, Department of Anesthesiology and Perioperative Medicine, Mayo Clinic, Rochester, Minnesota, USA

ALBERTO E. ARDON, MD, MPH

Assistant Professor, Department of Anesthesiology, University of Florida Jacksonville, Jacksonville, Florida, USA

VIKRAM K. BANSAL, MD

Assistant Professor of Clinical Anesthesiology, Department of Anesthesiology, Division of Ambulatory Anesthesiology, Vanderbilt University Medical Center, Nashville, Tennessee, USA

SEKAR S. BHAVANI, MD

Staff Anesthesiologist, Section Head NORA, Associate Residency Program Director, Department of General Anesthesiology, Cleveland Clinic, Cleveland, Ohio, USA

JOSHUA A. BLOOMSTONE, MD, MSc, FASA

Associate Professor, Division of Surgery and Interventional Sciences, University College London, London, United Kingdom; Clinical Professor of Anesthesiology, The University of Arizona College of Medicine Phoenix, Senior Vice President for Clinical Innovation, Envision Physician Services, Plantation, Florida, USA

EVELYN JANE BROCK, DO

Associate Professor of Clinical Anesthesiology, Department of Anesthesiology, Division of Ambulatory Anesthesiology, Vanderbilt University Medical Center, Nashville, Tennessee, USA

STEVEN F. BUTZ, MD

Associate Professor of Anesthesiology, Medical College of Wisconsin, Medical Director, Children's Hospital of Wisconsin Surgicenter, Milwaukee, Wisconsin, USA

TIMOTHY DEL ROSARIO, MD

Fellow, Business and Leadership Ambulatory Anesthesia Fellowship, Department of Anesthesiology, The Ohio State University Wexner Medical Center, Columbus, Ohio, USA

KATHERINE H. DOBIE, MD

Associate Professor of Clinical Anesthesiology, Department of Anesthesiology, Vanderbilt University Medical Center, Nashville, Tennessee, USA

REBECCA M. GERLACH, MD

Assistant Professor, Department of Anesthesia and Critical Care, The University of Chicago, Chicago, Illinois, USA

ROY GREENGRASS, MD, FRCP

Professor, Department of Anesthesiology and Perioperative Medicine, Mayo Clinic, Jacksonville, Florida, USA

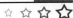

GAGANPREET GREWAL, MD

Assistant Professor of Anesthesiology and Pain Management, The University of Texas Southwestern Medical Center, Dallas, Texas, USA

MICHAEL GUERTIN, MD, MBA, CPE, FASA

Associate Professor, Department of Anesthesiology, The Ohio State University Wexner Medical Center, Jameson Crane Sports Medicine Institute, Columbus, Ohio, USA

JARRETT HEARD, MD, MBA

Assistant Professor, Department of Anesthesiology, The Ohio State University Wexner Medical Center, Columbus, Ohio, USA

ADAM K. JACOB, MD

Associate Professor of Anesthesiology, Department of Anesthesiology and Perioperative Medicine, Mayo Clinic, Rochester, Minnesota, USA

CHRISTOPHER J. JANKOWSKI, MD, MBOE

Assistant Professor of Anesthesiology, Mayo Clinic College of Medicine and Science, Rochester, Minnesota, USA

GIRISH P. JOSHI, MBBS, MD, FFARCSI

Professor of Anesthesiology and Pain Management, The University of Texas Southwestern Medical Center, Dallas, Texas, USA

GERALD A. MACCIOLI, MD, MBA, FCCM, FASA

Chief Quality Officer, Medical Director, Clinical Research and Scientific Intelligence, The Envision Healthcare Center for Quality and Patient Safety, The Physicians Quality Registry, Envision Healthcare, Plantation, Florida, USA

KEIRA P. MASON, MD

Senior Associate in Perioperative Anesthesia, Department of Anesthesiology, Critical Care and Pain Medicine, Bader 3, Boston Children's Hospital, Associate Professor of Anaesthesia, Harvard Medical School, Boston, Massachusetts, USA

ROBERT LEWIS MCCLAIN, MD

Senior Associate Consultant, Department of Anesthesiology and Perioperative Medicine, Mayo Clinic, Jacksonville, Florida, USA

PATRICK J. MCCORMICK, MD, MEng

Vice Chair for Informatics, Assistant Attending, Department of Anesthesiology and Critical Care Medicine, Memorial Sloan Kettering Cancer Center, New York, New York, USA

M. STEPHEN MELTON, MD

Assistant Professor, Department of Anesthesiology, Duke University Medical Center, Durham, North Carolina, USA

DOUGLAS G. MERRILL, MD, MBA, MA, FASA

Merrill Healthcare, Reno, Nevada, USA

KAREN C. NIELSEN, MD

Assistant Professor, Department of Anesthesiology, Duke University Medical Center, Durham, North Carolina, USA

OBIANUJU OKOCHA, MD

Assistant Professor, Department of Anesthesiology, Northwestern University, Chicago, Illinois, USA

BRIAN M. OSMAN, MD

Assistant Professor, Department of Anesthesiology, Perioperative Medicine and Pain Management, University Health Tower, University of Miami Miller School of Medicine, Miami, Florida, USA

JASON K. PANCHAMIA, DO

Assistant Professor of Anesthesiology, Department of Anesthesiology and Perioperative Medicine, Mayo Clinic, Rochester, Minnesota, USA

ARUN PRASAD, MBBS, FRCA, FRCPC

Assistant Professor, Department of Anesthesiology, University of Toronto, Women's College Hospital, Toronto, Ontario, Canada

LEOPOLDO V. RODRIGUEZ, MD, FAAP, FASA

Vice-President, Society for Ambulatory Anesthesiology (SAMBA), Member, ASA Committee on Performance and Outcome Measures, Medical Director, Surgery Center of Aventura, Assistant National Medical Director for Ambulatory Anesthesiology, South Florida Director of Clinical Quality and Performance Improvement for Ambulatory Anesthesiology, Envision Physician Services, Plantation, Florida, USA

MARK A. SAXEN, DDS, PhD

Volunteer Clinical Associate Professor, Anesthesia, Oral Surgery and Hospital Dentistry, Indiana University School of Dentistry, Private Practice, Indiana Office-Based Anesthesia, Indianapolis, Indiana, USA

FRED E. SHAPIRO, DO, FASA

Associate Professor, Department of Anesthesia, Critical Care and Pain Medicine, Beth Israel Deaconess Medical Center, Harvard Medical School, Boston, Massachusetts, USA

BOBBIEJEAN SWEITZER, MD, FACP

Professor, Department of Anesthesiology, Northwestern University, Chicago, Illinois, USA

HANAE K. TOKITA, MD, FASA

Assistant Attending, Department of Anesthesiology and Critical Care, Director of Regional Anesthesia, Josie Robertson Surgery Center, Memorial Sloan Kettering Cancer Center, New York, New York, USA

JAMES W. TOM, DDS, MS

Associate Clinical Professor, Section on Dental Anesthesiology, Herman Ostrow School of Dentistry, University of Southern California, Dentist Anesthesiologist, Divisions 1 & 3, Herman Ostrow School of Dentistry, University of Southern California, Los Angeles, California, USA

REBECCA S. TWERSKY, MD, MPH, FASA

Professor of Anesthesiology, Department of Anesthesiology and Critical Care Medicine, Chief of Anesthesia, Josie Robertson Surgery Center, Memorial Sloan Kettering Cancer Center, New York, New York, USA

MICHAEL T. WALSH, MD

Assistant Professor, Department of Anesthesiology and Perioperative Medicine, Mayo Clinic College of Medicine and Science, Mayo Clinic, Rochester, Minnesota, USA

目 录

在美国有很多的手术是在私人医生诊所、院外独立的手术中心及医院的门诊手术区域进行的。目前的日间手术患者有越来越多的老年患者同时伴有合并症，手术方式也逐渐趋于复杂化。通常麻醉医生或麻醉护士在手术当天来评估患者，询问患者的病史信息、制订适宜的麻醉方案、沟通需要的药物及大致的使用剂量，以避免延迟手术，降低手术的取消率，提高医护和患者之间的满意度。常规检查检验并不能降低围手术期风险，改善患者预后。尤其对未达到最优状态的患者，评估和优化有严重疾病的患者对日间手术和麻醉是有正面作用的。

肥胖和阻塞性睡眠呼吸暂停（OSA）会增加围手术期的风险，同时也是麻醉医生面临的棘手问题。本章主要讨论病态肥胖合并或者不合并有 OSA 的患者进行择期日间手术目前争议的热点，尤其是在独立的手术中心。主要讨论的话题包括在术前如何筛选肥胖和 OSA 患者进行日间手术，术中减少围手术期风险的措施，以及恰当的术后治疗。

虽然加速康复路径最初应用于住院患者，但是这些措施也可以在日间手术中采用。减少阿片类药物的使用，采用多模式镇痛、区域麻醉镇痛来控制疼痛，降低恶心呕吐发生率，以及强大的围手术期患者宣教都是日间手术加速康复流程成功的组成部分。与传统的住院患者流程里衡量住院天数的不一样，日间手术的加速康复流程应该更关注患者恢复的质量改善、疼痛的控制和更早活动。

越来越多的手术从医院转到院外的手术中心，这些手术中心有效的急症处理能力需要有组织的准备。迅速持续的急症处理是有难度的，因为这些急症不常见，而需要快速处理的环境，院外的手术中心相对物资缺乏。在这些手术中心工作的麻醉医生应该知晓这里与医院内处理麻醉相关的急症不同，医院内通常有充足的物资和医护人员，而院外的日间手术中心相对物资有限，治疗患者的目标也稍有不同，即更需要患者平稳并仔细交接。对院外的日间手术中心的急症处理的能力，常规的模拟训练是非常有效的。

随着对高效率低成本的医疗需求的增加，促使了全关节置换的产业需要评估并且降低各种各样的费用。缩短住院天数能显著减少医疗的总费用。相比住院天数长的患者，缩短住院天数不仅不会影响患者的安全或者满意度，同时还能减少围手术期的并发症。通过采用加速康复的临床路径，日间全关节置换术可以显著缩短住院天数。成功的日间全关节置换术可以通过外科技术的提高，术前的患者教育，阿片类药物节俭的多模式镇痛，恰当的麻醉技术来实现快速的苏醒和康复。

对于日间手术的麻醉来说，适宜的疼痛控制是非常关键的。区域麻醉可以减轻术后的疼痛，提升患者的满意度，加速患者的出院。本章将讨论在日间手术麻醉中常用的区域麻醉方法、临床的要点及潜在的风险隐患。分别讲述肌间沟臂丛神经阻滞、锁骨上臂丛神经阻滞、锁骨下臂丛神经阻滞、腋路臂丛神经阻滞、椎旁神经阻滞、竖脊肌平面阻滞、胸神经阻滞、前锯肌平面阻滞、腹横肌平面阻滞、股神经阻滞、收肌管阻滞、腘窝阻滞、iPACK阻滞、踝部神经阻滞。

大部分儿童的日间手术与成人类似，但会有些不同的难点。术前合适地筛选患儿可决定日间手术的成功。常见的问题有呼吸道感染、哮喘、先天性心脏病和呼吸暂停等。不良呼吸道事件的危险因素，患儿交接的内容及快速出院的评估内容都与成人患者不同。

内镜技术的发展使得内镜中心的诊疗操作快速增长，从而需要麻醉医生、内镜医生、护理团队及技术和支持部门的良好协作。目前中度镇静的标准操作方案包括抗焦虑药物和镇痛药物合用，但此方案也不足以确保患者的安全性、有效性和舒适性。麻醉医生的参与可以提升安全性、有效性，同时患者恢复快、周转快。本章讨论全面的术前评估、合并症的优化、术中气道管理的策略，提供更安全和有效的麻醉。考虑到胃镜操作会共用气道，因此在消化内镜中心麻醉需要监测二氧化碳。

在过去的 25 年中，私人诊所的手术和操作越来越多，也越来越复杂，因此患者的安全性成为重要的争议话题。目前的研究着重在给患者和医护人员制订特定的安全清单，以及急症处理的手册帮助医护人员在这种特殊的场合处理意外且棘手的急症事件。另外还着重于法规的更新和行业的标准化认证来提高医护工作人员的责任心并提升患者的安全性。

与其他私人医生诊所和手术室外麻醉有所不同，在私人牙科诊所实施镇静和麻醉需要特殊注意和准备的地方。在手术室实施牙科患者麻醉的医护人员通常不知道私人牙科诊所的一些特点和风险。本章对在牙科手术区域患者的一般情况和特点、并发症、死亡率和临床关注点做一个深度的讨论。内容包含了最新的私人牙科诊所麻醉的有关医疗和牙科方面的指南。

繁忙的快节奏的日间手术使得持续进行质量改进变得异常困难。但是患者对高质量医疗的期待使得这些质量改进显得很迫切。精益管理是 1990 年来自日本丰田汽车公司的生产管理理念，如今被运用在各类大型和小型的医疗系统中，以减少浪费，提升医疗的价值，提升医生、护士及其他医疗工作者的能力并持续改善他们的工作。本章将罗列一些成功的精益管理措施在日间手术中的应用。

医疗工作者从自身的眼光来看这些衡量指标是存在偏倚的。本章讨论以患者为中心来看哪些指标值得衡量。患者自我描述的体验感和结局的指标是最重要的。同时，临床医生要不断参与去改进、去发现哪些指标是重要的，他们必须全心全意耐心地从直接的医疗服务转变到达到重要的指标。最重要的是临床医生必须确保所有的这些指标都是为了确保患者健康水平能得到提升，使患者的体验和结局得到改善，医疗的价格能够下降。

美国国会通过了 2015 年的医疗保险准入与儿童健康保险计划（CHIP）再授权法案（MACRA）取代之前存在缺陷的持续增长的医疗体系，巩固绩效工资方案计划。这些计划的目标都是为了减少医疗支出，但是没有提到对社会网络平台（在其他所有发达国家）资助的问题，这些网络平台可以支持更好的医疗健康体系同时减少医疗的支出和花费。这些计划需要医疗工作者报告他们的医疗行为对医疗质量、医疗费用和其他指标的体现程度，使那些比医疗保险和医疗补助中心指标更好的医务人员能得到奖励，而欠佳的那些人绩效下调。

日间手术中心的医疗主管是医务人员中的领导者，他能认识到需要培养团队文化来鼓励互相交流，赋权给临床工作者和教授们，使他们在患者筛选、医疗安全和患者满意度上提供最优的医疗服务。这些都需要领导者有远见能指导，是日间手术中心成功开展的中心人物。创新思维能通过技术创新和持续的临床实践来进一步改善患者的医疗服务，从而长期成功地开展日间手术。

参考文献（请扫二维码）

第 1 章
日间手术麻醉术前评估的内容、时机和方式

Obianuju Okocha, MD[a]; Rebecca M. Gerlach, MD[b]; BobbieJean Sweitzer, MD[a]

关键词

- 日间手术 ● 术前评估 ● 风险评估 ● 心脏功能测试 ● 白内障手术 ● 缺血性心脏病 ● 心力衰竭 ● 高血压

重点

- 择期日间手术患者的术前评估能够改善医疗结局并能降低麻醉风险。
- 高龄及合并症会增加日间手术患者的不良结局。
- 伴有缺血性心脏病、心力衰竭、心脏瓣膜病、高血压、糖尿病和需要常规透析的患者可以从术前评估中获益。
- 对于日间手术患者来说，常规检查并不能改善结局。
- 白内障手术患者尽管通常是高龄且伴有各种合并症，但总体风险极低。

引言

随着日间手术量的不断增加，恰当的术前评估对提供高效、经济和安全的医疗是至关重要的。只要选择适合的患者并进行术前优化，则日间手术对大部分患者来说是安全的。许多低风险患者在手术前即刻即可进行快速评估，而病情复杂的患者则能从术前评估中受益。美国麻醉医师协会全身状态（American Society of Anesthesiologists physical status，ASA-PS）分级对筛选患者是最基本的，ASA 分级高的患者也可以安全地进行日间手术。在欧洲的一项多中心研究调查了 57 709 例手术患者，包括少数 ASA Ⅲ级的患者，其主要并发症，如脑卒中、心肌梗死（MI）和肺栓塞的发生率都很低，其中与手术相关的死亡几乎没有。

---

[a] Department of Anesthesiology, Northwestern University, NMH/Feinberg 5-704, 251 East Huron Street, Chicago, IL 60611, USA; [b] Department of Anesthesia & Critical Care, University of Chicago, 5841 South Maryland Avenue, MC 4028, Chicago, IL 60637, USA

★ ☆ ☆ ☆

　　术前评估有助于筛查、评估并干预患者，以降低并发症和病死率，且能预测围手术期患者的预后。术前评估决定了患者是否适合日间手术，风险评估可能会使患者的手术地点、医疗管理、择期手术的替代方案、专业麻醉技术的选择或妥当的医疗计划发生适当的改变。患者术前评估不充分和未进行术前优化会增加围手术期的并发症和病死率，增加医疗费用，还会导致手术的延迟甚至取消等。

　　适当地对患者进行分诊，能高效地筛选出 ASA 分级 I 和 II 级的低风险患者。ASA-PS 分级 III 级和 IV 级的患者可能受益于术前更深入细致的评估和优化。有严重的全身性疾病（如 ASA-PS 分级 III 级及以上）或有危险因素（如虚弱、心肺功能差、来自医疗资源有限的区域）的患者可能需要更多的检查、多学科协调合作及术前进行治疗干预。对患者健康史中特殊情况的询问（图 1-1 中粗体加星的项目）需要在手术前（建议在术前麻醉门诊）进行进一步的面对面评估，

姓名 ＿＿＿＿＿＿＿＿＿＿＿＿＿＿　出生日期 ＿＿＿＿＿＿＿＿＿＿

首选日间电话号码 ＿＿＿＿＿＿＿＿＿＿　首选语言 ＿＿＿＿＿＿＿＿＿＿

计划手术方案 ＿＿＿＿＿＿＿＿＿＿＿＿＿＿＿＿＿　今天的日期 ＿＿＿＿＿＿＿

外科医生 ＿＿＿＿＿＿＿　首诊医生 ＿＿＿＿＿＿＿＿＿＿＿＿　首诊医生电话 ＿＿＿＿＿＿

请列出之前做的所有手术（大概日期）

请列出您对药物、乳胶、食物或其他东西的过敏情况（以及当时过敏的症状和体征）

请列出您使用的药物（包括非处方药、吸入剂、草药、营养片剂、阿司匹林）

药物名称　剂量和多久服用一次？	药物名称　剂量和多久服用一次？
1.	7.
2.	8.
3.	9.
4.	10.
5.	11.
6	12

体重：（"1bs"或"kg"）＿＿＿＿　身高：（"in"或"cm"）＿＿＿＿（圈出你使用的计量单位）

请核查下列与您健康有关的内容：

□任何时候发生的心肌梗死*	□任何时候植入的心脏支架*	□LVAD*
□60d 内的心肌梗死*	□心房颤动*	□心脏电子设备*
□胸闷或者活动后压榨感*	□心律失常*	□起搏器*
□心绞痛*	□先天性心脏病*	□除颤仪*
□心力衰竭*	□高血压	□去年发生晕厥史*
□心脏手术*	□心脏杂音*	□行走时腿部疼痛
□6 个月内心脏支架植入*	□心脏瓣膜异常*	□以上都没有
□因为胸痛或者呼吸困难而不能爬两层楼梯或走两个街区*		

☆　☆　☆　☆

□在家里需要吸氧*　　　　□哮喘*　　　　□2 个月内有肺炎史*　□以上都没有
□肺动脉高压　　　　　　　□COPD　　　　□肺的任何疾病
□静息时或者轻度活动时有呼吸困难*　　　　□严重咳嗽

□面瘫或四肢无力　　　　　　　□痴呆*　　　　　□脊髓损伤
□3 个月内的脑卒中或者 TIA*　　□帕金森病　　　□脑部肿瘤
□任何时候的脑卒中或者 TIA*　　□重症肌无力*　　□脑动脉瘤或 AVM
□瘫痪　　　　　　　　　　　　□肌肉萎缩症*　　□癫痫、晕厥或抽搐*
□说话困难　　　　　　　　　　□多发性硬化症*　□以上都没有

□30d 内住院史*　　　　　□乙型 / 丙型肝炎　　□类风湿关节炎*
□糖尿病　　　　　　　　□黄疸　　　　　　　□干燥综合征
□癌症：类型？____*　□甲状腺功能亢进　　□HIV
□3 个月内接受化疗或放疗*　□甲状腺功能减退　□使用非法药物（不包括大麻）
□肾结石以外的肾病*　□肾上腺功能紊乱*　□肾功能不全
□肝病　　　　　　　　　□垂体功能紊乱*　　□因任何原因服用抗生素
□肝硬化*　　　　　　□透析　　　　　　　□以上都没有
□红斑狼疮*　　　　　　□硬皮病*

□除阿司匹林以外的抗血小板药物或抗凝剂*　□血友病*　　　　**□镰状细胞病***
□手术或拔牙导致出血*　　　　　　　　　　□血管性假血友病*　　□贫血
□3 个月内输过血　　　　　　　　　　　　　　□已知原因的出血异常*　**□严重鼻出血**
□血栓、肺栓塞*　　　　　　　　　　　　　　□耶和华见证者、拒绝血制品人群
□以上都没有

□麻醉期间发生恶性高热（血缘关系或自身）*　　　　□义齿
□麻醉后严重恶心或呕吐*　　　　　　　　　　　　　□张口困难
□麻醉曾遇到困难气道　　　　　　　　　　　　　　　　□牙齿松动
　　　　　　　　　　　　　　　　　　　　　　　　　　□以上都没有

□无原因体重减轻 > 10lbs*　　　　　□感觉做每件事情都很费劲：最后一周有____天
□难以自己从床上或椅子上爬起来　　**□做饭、洗澡或穿衣需要帮助***
□难以自己做饭　　　　　　　　　　□6 个月内跌倒（____次）
□身体能力限制了你的日常活动　　　□以上都没有
□外出购物困难

□大声打鼾　　　　　　　□高血压　　　　□睡眠呼吸暂停；使用 CPAP
□白天经常困倦 / 睡着　　　　　　　　　　□以上都没有
□睡眠时被察觉有呼吸停止*　**□睡眠呼吸暂停；没有使用 CPAP***

□不会说英语或听不懂英语　　□聋子　　　□以上都没有
□不能平躺 45min　　　　　　□盲人
□目前已妊娠，末次月经开始时间：
□吸烟（现在或过去）：____包 / 天，____年，戒烟日期：
□饮酒：每天多少量？____瓶啤酒，____杯葡萄酒，____杯烈酒

图 1-1　术前健康病史问诊

字体加粗和带星号的项目会增加围手术期的风险。存在以上这些问题的患者在术前就诊麻醉门诊即有可能获益。AVM. 动静脉畸形；COPD. 慢性阻塞性肺疾病；CPAP. 持续正压通气；HIV. 人类免疫缺陷病毒；LVAD. 左心室辅助装置

而健康的患者则可以在手术当天通过电话筛查或者评估。在理想情况下，如果考虑手术应立即完成所有的病史问诊，也就是在转诊给外科医生之前。

无论在什么时候，日间手术中心的麻醉医生或麻醉护士的任务是先评估患者，然后决定患者是否适合行日间手术，以及在哪个手术地点（例如，院外独立的手

术中心，医院的日间手术中心）合适。特别是患者合并一些疾病时，会造成一定难度，如心脏和神经系统疾病（如缺血性心脏病、心力衰竭、未确诊的心脏杂音、心脏瓣膜疾病、脑卒中或者其他神经肌肉疾病）、高血压或糖尿病，这些都很常见。老年患者的难点在于术后并发症增加，并有可能再入院治疗。减少检查能够简化医疗过程和节约医疗成本。对于情况复杂的患者，如使用心脏植入电子设备的患者，长期透析的患者，以及合并有慢性疼痛的患者，进行多学科协调合作，可以提高医疗质量。本文特殊叙述了日间手术患者术前评估中重要的并具有挑战的难点。

常见的疾病或患者分组

★缺血性心脏病

心脏风险评估和优化在术前评估方面是至关重要的。2014 年美国心脏病学会 / 美国心脏协会（ACC/AHA）关于非心脏手术围手术期患者心血管评估的指南包括针对 55 岁及以上患者或具有冠状动脉疾病危险因素及被诊断为冠状动脉疾病的逐步流程（图 1-2）。流程中的"第 3 步"考虑患者和手术因素，评估重大心脏不良事件（MACE）的风险。目前有各种风险评估的工具，包括对心肌梗死和心搏骤停（MICA）的评估，外科质量改进项目（NSQIP）数据库风险模型和改良心脏风险指数（RCRI）就属于此类工具。表 1-1 总结了 RCRI。值得注意的是，对于低风险手术，在预测心脏并发症时，这些风险评估工具之间存在很大的差异。因此使用多个风险评估工具可能导致医疗决策的差异。评估工具有助于讨论手术是否合适，并指导是否需要进一步的检查。只要心脏检查结果影响到围手术期的管理，那么就需要进行相对应心脏方面的检查。过度的检查会增加医疗成本，如果结果提示需要进一步检查，还可能会导致更多的问题，尤其是对于那些不太可能从术前评估中受益的 MACE 低风险的患者。白内障和简单的整形手术的围手术期风险非常低，并不需要进行术前心脏检查。NSQIP 包含各种各样择期手术患者的人群，包括日间手术的患者，使用 NSQIP 的算法可以非常准确地确定整体手术的风险。

由于发生 MACE 的风险较高，如果可能在心肌梗死后 60d 内尽可能推迟手术。裸支架植入的患者需要中断血小板双抗治疗（DAPT），手术至少延迟 1 个月，药物洗脱支架（DES）植入的患者需延迟 6 个月。如果采用 DES 治疗急性冠脉综合征（ACS），需要进行 12 个月的 DAPT。如果是紧急手术，可考虑放置 DES 3 ～ 6 个月后终止 DAPT，此时手术延迟的危害超过支架血栓形成的风险。

指南推荐的药物治疗，如他汀类、阿司匹林和 β 受体阻滞药，可以降低围手术期风险。

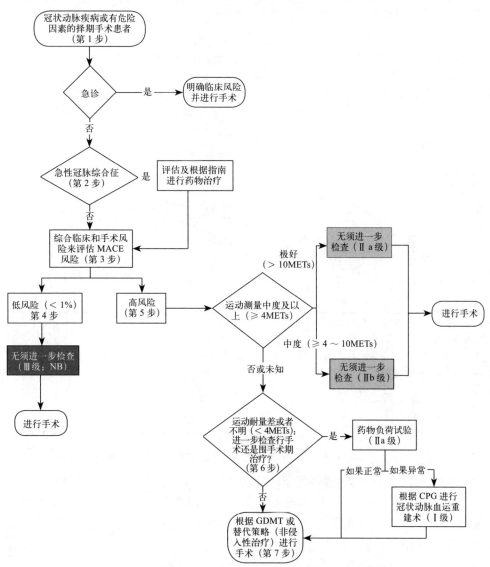

图 1-2　冠状动脉疾病患者围手术期心脏的评估步骤

Ⅰ级. 应进行介入或者药物治疗；Ⅱa级. 有理由进行介入治疗或者药物治疗；Ⅱb级. 可考虑介入或者药物治疗；Ⅲ级. 未证明介入或者药物治疗有益；CPG. 临床操作指南；GDMT. 指南指导的药物治疗；MET. 代谢当量；NB. 无益处

改编自 Fleisher LA, Fleischmann KE, Auerbach AD, et al. 2014 ACC/AHA guideline on perioperative cardiovascular evaluation and management of patients undergoing noncardiac surgery: a report of the American College of Cardiology/American Heart Association Task Force on practice guidelines. J Am Coll Cardiol 2014;64(22):e94; 已获许可

☆★☆☆

表 1-1　RCRI

危险因素	定义
高风险手术	腹腔手术 胸腔手术 腹股沟以上的血管手术
缺血性心脏病	心肌梗死病史 运动试验阳性病史 当前有胸闷史，怀疑心肌缺血所致 硝酸酯类药物服用史 心电图提示有异常 Q 波
充血性心力衰竭	充血性心力衰竭史 肺水肿 阵发性夜间呼吸困难 双肺啰音或者 S3 奔马律 胸部 X 线片提示有肺血管再分布
短暂性脑缺血发作或者脑血管意外病史	—
糖尿病使用胰岛素治疗	—
肌酐 > 2.0mg/dl	—

注：每个危险因素为 1 分：0～1 分预测 MACE 风险低，发生率低于 1%；2 分预测 MACE 风险升高，发生率为 6.6%；3 分或以上预测 MACE 风险更高，发生率为 11%

资料来源：改编自 Lee TH, Marcantonio ER, Mangione CM, et al. Derivation and prospective validation of a simple index for prediction of cardiac risk of major noncardiac surgery. Circulation 1999; 100(10):1047.

★ 心力衰竭

心力衰竭是术后不良结局的独立危险因素，冠状动脉粥样硬化性心脏病（CAD）合并心力衰竭的患者比单纯 CAD 患者在非心脏大手术后的病死率要高出 1 倍。收缩期心力衰竭，射血分数降低，失代偿性心力衰竭的围手术期风险增加。失代偿性心力衰竭是 MACE 的主要危险因素，需推迟择期手术，并请心内科专家共同治疗。对于呼吸困难加重或者有临床症状改变的心力衰竭患者需要行经胸超声心动图（TTE）检查（推荐级别为Ⅱa 级），患者如果在过去 1 年内没有重新评估过，也要考虑行 TTE 检查（推荐级别为Ⅱb 级）。

脑钠肽（BNP）或 N 端脑钠肽前体（NT-proBNP）可用于诊断和评估心力衰竭。BNP 是心肌细胞和成纤维细胞在心室充盈压力和心室壁牵拉作用下合成的血浆生物标志物。许多心脏和非心脏疾病（如心力衰竭、急性冠脉综合征、瓣膜性心脏病、心房颤动、高龄、肾衰竭、贫血、肺动脉高压）均可使 BNP 升高，BNP 低则可有效排除严重的心脏疾病。心力衰竭患者 BNP 可能升高，连续监测可指导患者优化的程度及决定手术的时机。择期手术建议推迟到 BNP 达到基线水平再进行。

★未确诊的心脏杂音

收缩期杂音的鉴别诊断包括主动脉瓣狭窄或主动脉硬化、二尖瓣或三尖瓣反流、肺动脉瓣狭窄、室间隔缺损、肥厚型心肌病和高血流动力学状态。舒张期杂音则具有重要意义，可能是由二尖瓣狭窄引起的。术前需要进行 TTE 检查以了解产生新发杂音的原因。如果发现新的病理情况，应让初诊医生或心脏病专家进行会诊。未确诊的杂音，同时伴有呼吸困难、胸痛或晕厥等症状，患者需要在超声心动图检查完成后再考虑手术。

★瓣膜性心脏病

麻醉医生需要了解瓣膜性心脏病（VHD）患者的干预指征、瓣膜疾病的病理状况、症状、抗凝治疗和 TTE 的结果。无症状或轻度疾病的患者围手术期风险较低，而有症状或严重疾病的患者术前可能通过瓣膜置换术或瓣膜成形术获益，此时患者不适合行日间手术。VHD 随着时间会进一步恶化，需要 TTE 进行定期监测（表 1-2）。患者症状（如呼吸困难、晕厥、运动受限、心绞痛）可预测疾病的严重程度。严重主动脉瓣狭窄患者可能无法正常运动而引起症状。此类患者（瓣膜区 $\leq 1.0\text{cm}^2$，$V_{\max} > 4\text{m/s}$，或平均压力梯度 $> 40\text{mmHg}$），如果无症状，心室功能正常，患者可以继续进行小型手术。图 1-3 详细说明了主动脉瓣狭窄的分期和瓣膜置换术的适应证。严重的二尖瓣狭窄比主动脉瓣狭窄少见。严重的二尖瓣狭窄其瓣口面积 $\leq 1.5\text{cm}^2$，肺动脉收缩压升高大于 30mmHg。严重的风湿性心脏瓣膜狭窄伴有临床症状的患者在手术前需行经皮球囊瓣膜成形术。严重的 VHD 需要行有创监测、手术地点的选择及是否适合当天出院。停用抗凝剂和进行桥接治疗都应该与处方医生进行沟通协调。

★高血压

高血压的管理具有一定的难度。血压高达多少时无法进行手术尚无准确的定论。血压 < 140/90mmHg 可以减少长期慢性疾病的发生，如心力衰竭、脑卒中和慢性肾病。2017 年 ACC/AHA 对成人高血压管理的工作组建议："如果收缩压 $\geq 180\text{mmHg}$ 或舒张压 $\geq 110\text{mmHg}$，拟行择期大手术的患者要考虑推迟手术。"但是针对低风险的手术没有对血压做出任何建议。麻醉诱导前收缩压 > 200mmHg 与大手术后的心肌损伤和死亡相关。医生应对比血压基础值和麻醉诱导前的血压来决定是否推迟手术。患者术前焦虑通常会导致血压升高，血压测量的适宜条件包括宽松的环境，患者伸出手臂静坐 1min，重复测量，动态血压监测，如果心律不规整则需要手动测量，这些条件在手术当天很难满足。如果通过动态血压监测或在社区医生诊室测量的血压是正常的，那么术前一次的血压升高则不建议推迟手术。

☆☆☆☆

表 1-2　心脏瓣膜疾病（无症状、左心室功能正常）患者超声心动图检查频率

严重程度	瓣膜病变			
	主动脉狭窄（正常 SV）	主动脉瓣反流	二尖瓣狭窄	二尖瓣反流
轻度	每 3 ~ 5 年（V_{max} 2.0 ~ 2.9m/s）	每 3 ~ 5 年	每 3 ~ 5 年（MVA > 1.5cm²）	每 3 ~ 5 年
中度	每 1 ~ 2 年（V_{max} 3.0 ~ 3.9m/s）	每 1 ~ 2 年		每 1 ~ 2 年
重度	每 6 ~ 12 个月（V_{max} ≥ 4m/s）	每 6 ~ 12 个月 左心室扩大：更频繁	每 1 ~ 2 年（MVA 1.0 ~ 1.5cm²）每年 1 次（MVA < 1.0cm²）	每 6 ~ 12 个月 左心室扩大：更频繁

注：TTE 推荐用于已知有任何症状或体检结果变化的 VHD 患者。本表仅为无症状 VHD、左心室功能正常的患者。有症状的严重 VHD 和心室功能失代偿的患者通常会接受瓣膜干预

MVA. 二尖瓣面积；SV. 搏出容积；V_{max}. 最大速度

经许可改编自 Nishimura RA, Otto CM, Bonow RO, et al. 2014 AHA/ACC guideline for the management of patients with valvular heart disease: a report of the American College of Cardiology/American Heart Association Task Force on practice guidelines. J Am Coll Cardiol 2014;63(22):e66.

　　由英国麻醉医师协会和英国高血压协会发布的一份联合指南提供了实用的建议。为提高资源利用率，以及在手术当天避免由于血压高导致不必要的手术取消，指南建议在初诊时即筛选患者，只有患者在过去的一年记录显示收缩压 < 160mmHg 和舒张压 < 100mmHg 才能选择择期手术。该指南提倡患者在进行手术前进行充分的血压控制。对于在社区医疗中缺乏血压记录的病例、治疗配合度差或定期服药但控制欠佳的患者，如果术前的血压低于 180/110mmHg，进行手术可能也是合理的。与其持续地争论如何降低心血管并发症，还不如更好地去控制血压。

　　如果因血压控制不良而推迟手术，术前访视的医生应在明确高血压诊断时即开始药物治疗，并与家庭医生沟通并协调治疗方案，继续治疗 6 ~ 8 周，使血压恢复正常。围手术期低血压的危害比高血压更大。降压治疗的同时应该注意避免围手术期出现低血压。血管紧张素转换酶抑制剂和血管紧张素 II 受体拮抗剂可引起术中顽固性低血压。临床医生可能不愿意让患者停服此类药物，因为更担心患者停药后出现诱导前高血压。但一项随机试验表明，在日间手术当日停用血管紧张素转换酶抑制剂和血管紧张素 II 受体拮抗剂并不会显著导致术前血压升高而取消手术。患者在手术当日还是要继续服用其他的降压药物。同时要注意术前使用 β 受体阻滞药也会引起低血压。

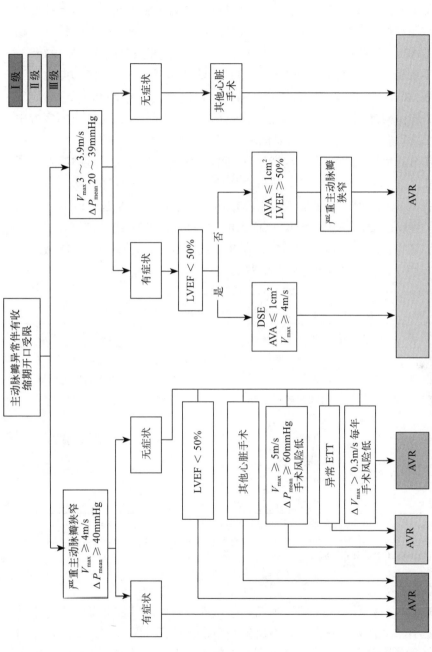

图 1-3　主动脉瓣狭窄患者行主动脉瓣置换术的适应证

AVA. 主动脉瓣面积；AVR. 手术或置换经导管置换主动脉瓣；ΔP_{mean}. 平均压力梯度；DSE. 多巴酚丁胺负荷超声心动图；ETT. 运动平板测试；LVEF. 左心室射血分数；V_{max}. 最大流速

经许可改编自 Nishimura RA, Otto CM, Bonow RO, et al. 2014 AHA/ACC guideline for the management of patients with valvular heart disease: a report of the American College of Cardiology/American Heart Association task force on practice guidelines. J Am Coll Cardiol 2014;63(22):e77.

☆★☆ ☆

★糖尿病

糖尿病可引起全身性的问题，如胃轻瘫、肾功能不全、冠心病和神经病变。慢性高血糖会导致代谢改变、氧化应激和白细胞功能受损，从而导致伤口愈合不良、手术部位感染，甚至死亡。术前评估可以了解血糖控制的情况、糖化血红蛋白 A1c（HbA1c）的水平、用药情况、低血糖和高血糖症的发生情况。HbA1c 在手术前可接受的水平尚存一些争议。HbA1c > 8%，与伤口愈合率不良明显相关。来自英国糖尿病联合协会的一项共识指南建议术前 HbA1c < 8.5%。日间手术麻醉协会建议，在患者存在严重脱水、酮症酸中毒或高渗非酮症酸中毒的情况下，才推迟手术，而不单是因特定的某个血糖水平。

术前应当避免低血糖发生，维持水和电解质平衡，并防止严重的高血糖或酮症酸中毒。表 1-3 详细说明了术前口服降糖药和胰岛素的管理方法。口服药物通常在手术当天停用，如果患者服用降糖药，手术也不应推迟。2018 年法国的一项专家共识建议不停用降糖药，包括二甲双胍。因为如果没有肝肾功能不全，二甲双胍引起的乳酸酸中毒极为罕见。在使用造影剂之后，除非肾功能恢复到基线水平，否则不应立刻恢复使用二甲双胍。

表 1-3 　对术前口服降糖药和胰岛素的管理建议

药物	术前 1d	手术当日
胰岛素泵	不调整	不调整
长效胰岛素	不调整	使用 75% ～ 100% 的晨起剂量
中效胰岛素	日间剂量不调整 夜间剂量使用 75%	使用 50% ～ 75% 的晨起剂量
中长效混合胰岛素	不调整	使用 50% ～ 75% 的晨起剂量
短效胰岛素	不调整	剂量不变
非胰岛素注射剂	不调整	剂量不变
口服降糖药	不调整	剂量不变

资料来源：经许可改编自 Joshi GP, Chung F, Vann MA, et al. Society for Ambulatory Anesthesia consensus statement on perioperative blood glucose management in diabetic patients undergoing ambulatory surgery. Anesth Analg 2010;111(6):1382.

白内障手术

白内障手术是美国最常见的手术之一。白内障手术的并发症非常少，生理应激相对较小，没有失血或失液，不需要中断常规的药物治疗。大多数接受白内障手术的患者都是合并患有多种疾病的老年人，但常规的术前检查并不能提高手术的安全性。只有患者的情况严重到即使不进行手术也需要评估时才需要进行术前检查。如果患者能够平卧、保持安静不动、可以正常交流、能遵循简单的指令，并能实施区域阻滞或局部麻醉，则很少有特殊情况需要停止手术。在推迟白内障手术之前，必须要考虑患者的视力下降，存在跌倒风险和髋部骨折发生率增加，以及白内障在没有有效治疗情况下导致生活质量的下降。

老龄患者

2017 年，65 岁以上的老龄人口占美国总人口的 15.2%，许多老龄患者将接受手术治疗，但是老龄患者术后并发症增加，如肺部、心血管和感染的并发症增加。70 岁以上的患者住院后行日间手术的人数也在增加，OR 值为 1.54（1.29 ～ 1.84）。特别是患有肾衰竭、慢性阻塞性肺疾病、目前正处于肿瘤治疗中、糖尿病、截肢史或有血管通路重建术史的老龄患者具有计划外入院的风险。医院的各项医疗服务协调包括伤口护理、家庭药物治疗、并发症的监控和使其适应日常生活以帮助患者出院回家，这些医疗服务都是有利的。

美国外科医师学会和美国老年医学会发布了老龄患者的最佳外科治疗指南，建议适用于日间手术的一些指南包括确定预后目标、确定决策代理者、优化围手术期液体治疗、限制禁食禁饮和合适的用药指导。该指南专门针对老年人特有的疾病如虚弱、认知障碍、器官功能状态下降、跌倒和营养不良，这些都与术后并发症和死亡率相关。

术前检查（非心脏方面）

日间手术前进行常规抽血检查、胸部 X 线片和心电图（ECG）筛查的临床效用低，成本增加，并且可能由于检查而导致不必要的延迟手术。ASA 分级 I 级和 II 级的患者在日间手术前不进行常规检查，不会增加不良事件的发生率。基于疾病或危险因素相关的检查是有意义的，它会影响是否进行手术的决定、在哪个地点手术合适，以及麻醉或手术管理的选择。表 1-4 回顾了日间手术患者检查的适应证。

表 1-4　日间手术患者术前非心脏方面的检查

检查项目	指征
ECG	• 心律失常
	• 急性心肌缺血
	• 晕厥
血常规	• 贫血
	• 肝硬化

续表

检查项目	指征
凝血功能（PT、INR、APTT 和血小板计数）	• 患者自身或者家属有出血倾向的病史 • 使用华法林（PT、INR） • 肝硬化 • 严重营养不良
多导睡眠监测	• 有睡眠呼吸暂停的风险（如使用 STOP-BANG 问卷来筛查），结果可能影响是否进行日间手术或改变治疗方案
胸部 X 线片	• 筛查新出现的或活动性的肺部病变
类型和筛查	• 如果妊娠终止（Rh）预期失血量 > 500ml
电解质	• 使用利尿药
肌酐	• 使用造影剂
血糖	• 当发生低血糖、糖尿病酮症酸中毒或高血糖时，要怀疑为高渗非酮症酸中毒

注：ECG. 心电图；PT. 凝血酶原时间；INR. 国际标准化比值；APTT. 活化部分凝血活酶时间

对复杂患者的医院各项医疗服务协调

术前评估需要对医疗机构的各项医疗服务进行协调，选择适宜的手术地点（院外的独立的手术中心或医院里），并确保有合理的资源可以使用。受益于围手术期计划的患者包括那些有心脏植入式电子设备（cardiac implantable electronic devices，CIED）、透析依赖的患者或预计疼痛管理比较复杂的患者。

★心脏植入式电子设备

有 CIED 的患者只要合理地管理这些设备亦可以安全地进行日间手术。使用 CIED 的患者具有严重的心脏生理病理改变，这些患者可能依赖于 CIED 正常使用不被干扰。心脏节律协会和 ASA 发表了关于这些患者的围手术期安全管理的共识指南。单极电刀、射频消融术、放疗、电休克治疗、MRI、经皮神经电刺激、脊髓电刺激及术中的监护仪都会有电磁干扰（EMI）导致 CIED 不正常工作。EMI 可能会导致起搏器识别错误而停止起搏，对于有症状的患者会导致心动过缓和血流动力学不稳定。EMI 可能误触发心脏电复律，导致患者意外的体动或者室性心律失常。CIED 可能需要重新进行参数设置为非同步起搏或"忽略"EMI。电极电刀是手术室内最主要的 EMI 来源。有几个因素降低 EMI 对 CIED 的影响：①如果电极片可贴于下半身，手术位置位于脐下不会影响 CIED。②持续 4～5s 的电刀能够减少 EMI 的影响。③电刀和电极片的电流回路应避免经过 CIED 的发生器和电极线。只有特定的患者需要设备重新设置参数，大部分手术患者使用电刀很安全，无须更改参数，有些则需要使用程控仪暂时改变其功能。对于有植入型心律转复除颤器（ICD）的患者需要调取最近 6 个月的数据，而有植入性起搏器的患者需要获得最近 12 个月内的数据。基本需要获取的信息包括 CIED 的类型、植入 CIED 的适应证（如病窦综合征、房室传导阻滞、晕厥、预防心搏骤停）、潜在心率和节律、电池寿命 3 个月以上、程序设定的心率响应、起搏模式或 ICD 治疗，以及对程控仪放置的反应（如起搏心率）。"起搏依赖"一词出现在报道中，是指未在起搏时患者的心率很慢或没有自主心率，或者是那些不依赖起搏的患者可能难以承受没有起搏器。

图 1-4 详细说明了在手术当天对 CIED 的处理。使用程控仪在起搏器上可暂时导致非同步起搏，但实际操作因制造商不同而不同。应用程控仪于 ICD 上可暂停抗心律失常的治疗，并且可能不会影响起搏功能。如果不会出现 EMI（如脐下手术部位使用单极电刀或仅用双极电刀），则无须重新设置参数或使用程控仪。如果可能出现 EMI，并且 ICD 的患者是起搏依赖的，则需要重新进行参数设置。当 EMI 影响起搏器和 ICD 功能，并且设备无法及时拿到时，如患者处于俯卧位，则有必要考虑重新设置参数。CIED 只有在患者到达医疗机构已经进行监护以后才考虑重新设置参数。如果有可能出现 EMI 或设备参数被更改，则附近需要有备用的体外除颤器。需要让 CIED 专家对设备进行重新参数设置，并在患者出院之前，恢复原始的参数设置。植入 ICD 的患者通常患有心肌病、缺血性心脏病或严重的、致命性心律失常，这些患者可能无法在一些日间手术中心或者私人诊所中得到安全的医疗保障。

★ 透析依赖的患者

透析依赖的患者发生感染、肺部和血管并发症的风险，以及在择期骨科日间手术后的计划外再入院率会增加。这类患者通常合并有严重的合并症，如贫血、糖尿病、高血压、心力衰竭、冠心病、电解质异常、液体超负荷、透析通路部位并发症。术前一天进行透析有助于确保患者容量稳定、维持正常的电解质和酸碱平衡。择期手术的策略建议，在 24h 内完成透析以协助手术室工作流程顺畅进行，并避免高钾血症。

建立透析血管通路是透析依赖的患者进行手术最常见的原因，对于透析患者来说高钾血症是很常见的，特别是当患者无法及时行手术治疗建立透析通路时。在门诊接受血液透析治疗的患者中有 14% 的患者有中度（5.7 ~ 6.3mmol/L）至重度（> 6.3mmol/L）高钾血症。建议轻度血钾浓度升高（< 5.7mmol/L）的患者继续手术，中度至重度血钾浓度升高患者推迟手术。在一项对 1350 例血管通路手术的研究中，3.3% 的患者血钾浓度高于 6.0mmol/L。17 例使用乙烯磺酸钠（聚磺苯乙烯）或先进行透析处理，7 例复查血钾水平正常，8 例继续手术的

☆☆☆ ☆

A   **除 ICD 外，脐下手术无须重新设置参数**

<u>如果手术在脐上进行或患者有左心室辅助装置：</u>

- 确定设备是 ICD 或起搏器（PM）
- 确定设备的制造商：美敦力公司，圣犹达公司，波士顿科学公司，百多力公司或波士顿科学公司 / 卡梅隆公司（S-ICD）[皮下]
- 得到患者 PM 或 ICU 的临床最近的起搏和除颤数据

<u>程控仪的应用</u>

因制造商不同，程控仪对 PM 有不同的起搏心率

- 百多力公司和波士顿科学公司，100 次 / 分
- 美敦力公司，85 次 / 分
- 圣犹达公司，98 次 / 分

- ICD 除颤功能暂停，ICD 的 PM 功能不变
- 如果患者依赖于 PM 并且具有 ICD 功能，PM 必须重新设置参数
- 皮下植入式 ICD 无 PM 功能，位于左上肢下，导线不在心脏内。程控仪可以暂停除颤治疗
- 将程控仪放置在脉冲发生器上
  - PM——导致非同步起搏
  - ICD——停止除颤（但不影响起搏）
- 在操作过程中，需要监测生命体征判断是否出现异常
- 有 ICD 的患者如果发生室性心动过速（VT）或心室颤动（VF），立即取出程控仪让 ICD 进行除颤。如果患者情况不稳定，呼叫急救小组以获得支持
- 电刀完成手术后，需移除程控仪，让设备重新激活

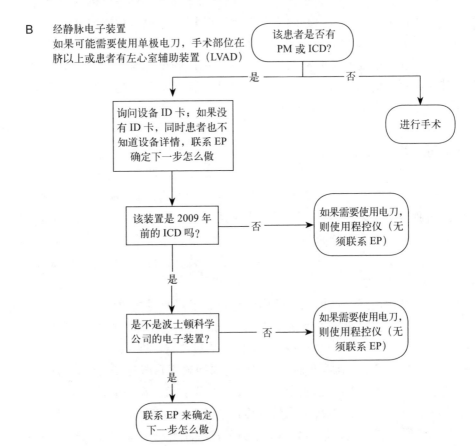

B   经静脉电子装置

如果可能需要使用单极电刀，手术部位在脐以上或患者有左心室辅助装置（LVAD）

C　皮下植入式 ICD（S-ICD）
（1）每次使用电刀前都要使用程控仪

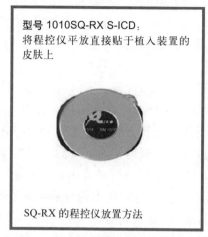

型号 1010SQ-RX S-ICD：
将程控仪平放直接贴于植入装置的皮肤上

SQ-RX 的程控仪放置方法

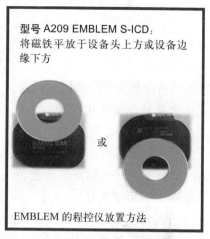

型号 A209 EMBLEM S-ICD：
将磁铁平放于设备头上方或设备边缘下方

或

EMBLEM 的程控仪放置方法

（2）听哔哔声：如果程控仪放置正确，可发出 60s 的哔哔声。使用听诊器或使用两个程控仪堆叠起来都可以听到哔哔声。如果听不到哔哔声，联系 EP 重新设置 S-ICD
（3）保持程控仪在正确的位置上：保持程控仪到位暂停设备运行（暂时关闭）
（4）移除程控仪：当程控仪被移除后，恢复检测心律失常，并恢复治疗功能（重新启用）

图 1-4　操作过程中的设备管理

EP. 电生理学专家

改编自 Boston Scientific. Using a Magnet to Temporarily Inhibit S-ICD Therapy. Available at: www.bostonscientific.com/content/dam/bostonscientific/quality/education-resources/english/US_ACL_SICD_Magnet_Use_20150413.pdf. Accessed January 7, 2019. Image provided courtesy of Boston Scientific. © 2019 Boston Scientific Corporation or its affiliates. All rights reserved.

患者中血钾水平为 6.1 ～ 8.0mmol/L。对于接受常规透析的患者，轻度高钾血症而没有酸中毒行日间手术是合理的。

★ 慢性疼痛患者

慢性疼痛患者在麻醉恢复室会有镇痛不足、过度镇静或慢性阿片类药物治疗导致的呼吸抑制而延迟出院的风险。阿片类药物依赖或成瘾的患者增加了阿片类药物使用过量或因急性疼痛相关而入院的发生率。长期服用阿片类药物的患者中 25% 存在中枢性睡眠呼吸暂停，特别是那些每天服用超过 200mg 吗啡等效剂量的患者。此时再服用阿片类药物会增加术后呼吸抑制的风险。美沙酮半衰期较长（8 ～ 59h），可用于治疗慢性疼痛和阿片类药物依赖，围手术期持续使用可以防止阿片类药物的停药反应。美沙酮延长 QTc 间期，当与其他延长 QT 的药物（如抗抑郁药、喹诺酮和大环内酯类抗生素、昂丹西酮、可卡因）联合使用时，可导致心律失常（如尖端扭转型心律失常）。

☆ ☆ ☆ ☆

预判术后有难控制的疼痛的患者可从术前完整的镇痛计划中获益，包括术前使用区域麻醉或椎管内麻醉、多模式镇痛和阿片类药物替代。术前使用非甾体抗炎药、塞来昔布、对乙酰氨基酚、加巴喷丁或普瑞巴林对于缓解术后疼痛都是有益的。此外，放置周围神经导管进行连续神经阻滞可以缓解患者出院后的疼痛。

服用阿片受体激动 - 拮抗剂的患者需要特殊的管理。丁丙诺啡是一种半合成的阿片类药物，其作用是通过 μ 阿片受体部分激动提供镇痛，以及 κ 受体拮抗可以抑制烦躁。丁丙诺啡对阿片类受体的亲和力高于芬太尼和吗啡并且与受体解离速度更慢，但其整体激动剂活性较低。服用丁丙诺啡的患者需要大剂量的阿片类药物来进行镇痛，即使停用丁丙诺啡后仍可持续几天，但是药物滥用者如果停止使用丁丙诺啡有复发的风险，应当与控制术后疼痛两者相权衡。在询问患者的疼痛或成瘾的相关专家后，丁丙诺啡可在术前停用至少 3d，在术后疼痛缓解后恢复使用丁丙诺啡。对有药物滥用复发风险的患者，美沙酮治疗是一种可行的替代策略。如果术后仅出现轻度至中度疼痛，可选择非阿片类镇痛药物或局部麻醉药，同时可以继续使用丁丙诺啡。尽管由于该药物存在封顶效应并且疗效有限，但还是可以同时舌下含服额外的丁丙诺啡提高镇痛作用。

丁丙诺啡有舌下、经皮和口服制剂，以及与纳洛酮的复方制剂。纳洛酮因为首过效应，所以口服生物利用度有限，因此很少能拮抗阿片类受体的镇痛作用，其优点在于可防止便秘。Targiniq 缓释胶囊是羟考酮和纳洛酮的复方制剂，而 Embeda 含有硫酸吗啡和阿片受体拮抗剂纳曲酮，纳曲酮因为其化学结构的"隔离"以防止口服吸收。与 Suboxone 不同的是，Targiniq 和 Embeda 含有完全的阿片受体激动剂（羟考酮和吗啡），可以在小剂量或者无阿片受体拮抗剂的情况下继续使用。患者对阿片类药物的耐受性与每日使用的羟考酮或吗啡的剂量成正比。

阿片类药物依赖或酒精滥用的患者可使用 Vivitrol，一种纳曲酮注射用缓释悬液。该药物的配方可以阻断阿片受体 30d，除非使用极高剂量的阿片类药物，否则即使使用阿片类药物也无法进行镇痛。如果可能的话，手术时间应安排在使用 Vivitrol 治疗的第 4 周，如果替代镇痛策略无效，可以逆转阿片类药物受体。美国食品药品监督管理局建议给 Vivitrol 前 7 ～ 10d 不使用阿片类药物，以避免戒断症状，所以术后的使用应与患者的外科医生和成瘾医学专家一起协商。

小结

　　每年有数百万的日间手术成功开展。大多数患者在术前可以立即进行安全评估，因为日间手术很少需要进一步的处理和检查。麻醉医生必须提前识别影响手术当天安全的临床因素，并进行管理。挑选合适的患者，并协调相关的医疗服务是至关重要的，从而使得患者可以从这些便捷的日间手术中心获益。

第 2 章
日间手术的肥胖患者和阻塞性睡眠呼吸暂停患者

Gaganpreet Grewal, MD[a]; Girish P. Joshi, MBBS, MD, FFARCSI[b]

关键词

● 肥胖 ● 阻塞性睡眠呼吸暂停 ● 日间手术 ● 患者筛选 ● 围手术期结局 ● 患者安全

重点

● 对择期进行日间手术的肥胖患者和阻塞性睡眠呼吸暂停（obstructive sleep apnea，OSA）患者，需要进行恰当的术前评估，包括识别和优化其合并症。

● 术前筛查 OSA 对于未被诊断的患者可以减少围手术期的风险。

● 肥胖患者和 OSA 患者出现困难气道的风险会增加。

● 为降低日间手术的肥胖患者和 OSA 患者的围手术期风险，麻醉的措施包括尽可能使用区域麻醉、短效药物，以及尽量减少肌松药和阿片类药物的使用。

● 肥胖患者和 OSA 患者的两个关键的出院标准：①吸空气时能维持之前基础的血氧饱和度；②使用小剂量阿片类药物即能控制疼痛。

引言

肥胖通常会增加围手术期风险，尤其是极端肥胖的患者（BMI > 40kg/m^2）。由于肥胖的特点比较多样，所以仅凭 BMI 并不能预测围手术期风险。病态肥胖与 OSA 非常相关，并且 OSA 是一种常见的睡眠呼吸障碍疾病，经常未被确诊。OSA 不仅长期有害健康，而且会增加围手术期并发症风险，尤其是呼吸系统并

[a] University of Texas Southwestern Medical Center, 5323 Harry Hines Boulevard, Dallas, TX 75390-9068, USA; [b] University of Texas Southwestern Medical Center, 5323 Harry Hines Boulevard, Dallas, TX 75390-7208, USA

发症。近年来日间手术飞速发展，肥胖患者和 OSA 患者也很普遍，也就是说这些患者群体越来越多地需要进行日间手术。本文着重讨论目前关于有或没有 OSA 的病态肥胖患者围手术期管理有争议的地方，特别是在院外独立的日间手术中心。

术前注意事项

对肥胖患者应进行合并症的筛查，包括心血管疾病、呼吸系统疾病（特别是 OSA）和内分泌疾病（特别是糖尿病）。虽然日间手术患者的围手术期心脏并发症的风险低（风险 < 1%），但病态肥胖（BMI > 40kg/m²）本身可以在没有冠状动脉疾病的情况下导致心肌病。美国心脏协会和美国心脏病学会已经制订了关于严重肥胖患者术前评估的指南。第一步，首先是详细询问病史和体格检查，包括对功能状态的评估。但是在严重肥胖的患者中，运动耐量可能不易评估，运动耐量低的原因也可能并不是心力衰竭导致的，因此运动耐量受限的患者，若同时合并至少一个围手术期心血管发病率的危险因素（即心脏病病史、充血性心力衰竭病史、脑血管病史、术前行胰岛素治疗，术前血清肌酐浓度 > 2mg/dl），则需要进行心电图检查。左束支传导阻滞在肥胖患者中并不常见，如出现则提示可能有潜在的心脏疾病；如有右心肥厚则提示肺动脉高压。胸部 X 线片中如可见心室扩大则提示心力衰竭，如可见肺血管异常则提示肺动脉高压，在术后出现呼吸异常时，可以将这些信息作为参照。进一步的心血管监测如心脏负荷试验或超声心动图，可能适用于有 3 个或更多的围手术期心血管疾病危险因素的患者，但这些并不作为常规监测。

约 70% 的 BMI > 40kg/m² 的患者可能存在 OSA。由于很大一部分接受手术的 OSA 患者没有被确定诊断为 OSA，因此特别建议需要识别存在 OSA 风险的患者。日间手术麻醉协会和麻醉与睡眠医学协会建议使用 STOP-BANG 问卷来筛查 OSA 患者，因为 STOP-BANG 问卷是最有效的筛查手段。问卷得分 ≥ 5 分可能存在 OSA，因为 5 ~ 8 分的患者大概率存在中至重度的 OSA。

★ 选择合适的肥胖患者和 OSA 患者进行日间手术

基本上大家都认为单纯肥胖并不是日间手术的禁忌证，但由于推床和手术台等设备的重量限制，在任何特定的门诊中心，患者的总体重都有限制。虽然对于肥胖患者围手术期预后的研究数量有限，但大部分证据表明 BMI ≤ 40kg/m² 的肥胖患者如果术前进行合并症优化后，是可以进行日间手术的。BMI ≥ 50kg/m² 的患者出院后再入院的风险很可能会增加，在选择这些患者进行日间手术时应特别谨慎，尤其是那些需要全身麻醉的患者。对于 BMI 为

☆☆☆☆

$41 \sim 50kg/m^2$ 的患者，应注意可能存在 OSA。最近一项针对择期行日间疝气修补术的研究发现，患者再入院率随着 BMI 的增加而增加。当调整年龄和合并症后，与再入院风险增加相关的 BMI 阈值为 $45.7kg/m^2$。然而通过该模型细微的分析还发现除了 BMI 外，还应考虑患者的合并症和手术因素。

明确有 OSA 的患者应在术前进行合并症的优化，并在出院后使用持续气道正压通气（CPAP）。一旦患者在筛查之后，认为存在高风险的中度至重度 OSA，手术或操作过程中都应该假设患者患有 OSA。需要注意的是，目前还尚未有明确的证据表明延迟手术而进行睡眠监测和采用持续气道正压治疗（如 CPAP）会改善围手术期的结局，因此不建议为了睡眠监测而推迟手术。

术中注意事项

★镇静和镇痛

许多日间手术可以进行镇静和镇痛，因此避免了一些全身麻醉的风险。最常用的镇静药物是苯二氮䓬类的咪达唑仑；然而，苯二氮䓬类药物可导致呼吸抑制、降低对气道梗阻的反应，因此应谨慎使用。

丙泊酚是胃肠镜检查和治疗及药物诱导睡眠内镜检查（DISE）过程中常用的镇静药物，同时丙泊酚也与 OSA 患者不良呼吸事件增加和血氧饱和度降低有关。在 DISE 下的内镜操作过程中对丙泊酚镇静作用的研究发现，OSA 和 BMI 的增加是气道梗阻和塌陷的危险因素。另一些研究发现，OSA、高 BMI、男性、ASA-PS 分级 > 3 级和高龄是丙泊酚镇静期间发生缺氧事件的独立危险因素。此外，对于肥胖患者使用丙泊酚的适宜剂量也难以精确，有一些研究支持使用瘦体重（LBW）来计算丙泊酚剂量，另一些研究则支持 LBW 和全体重（TBW）的运算公式来计算。因此，在肥胖或 OSA 患者使用丙泊酚镇静时应谨慎使用恰当的剂量进行滴定。

另一种无痛诊疗的常用药物是氯胺酮。氯胺酮不会降低上呼吸道肌肉的活动能力，这种药物特性可能对 OSA 患者是非常好的选择。对普通成年人的研究表明，当氯胺酮和丙泊酚合用在无痛诊疗中时呼吸不良事件更少。因此，我们有理由认为肥胖患者和 OSA 患者可以从氯胺酮中获益，但这些人群的使用还需要更强有力的证据。

右美托咪定能使患者保留良好的呼吸功能，因此非常适用于肥胖或 OSA 患者，然而右美托咪定与改善预后相关的证据有限。一项关于右美托咪定与丙泊酚在 DISE 患者中的系统回顾发现，右美托咪定可减少气道梗阻的发生，而且心肺功能更稳定，相反，丙泊酚起效更快，作用时间更短。一项接受上消化道内镜检查镇静治疗的 OSA 高危患者的前瞻性病例研究发现，与单独使用丙泊酚相比，丙泊酚和右美托咪定联合使用会导致诱导时间和恢复时间均延长。右美托咪定和氯胺酮联合使用可提供足够的镇静和镇痛，同时能保持气道通畅，但在肥胖和 OSA 人群中还未得到充分的研究。

无论选择哪种麻醉药物进行内镜操作的镇静，使用呼气末二氧化碳监测呼吸状态是非常重要的，因为它可以早期发现呼吸暂停和减少低氧血症的发生。对于 OSA 患者，可以考虑在镇静时使用 CPAP 或口咽通气道，但是否能改善患者结局的证据还很有限。

★ 区域麻醉

对于肥胖和 OSA 患者，区域麻醉优于全身麻醉有以下几个原因：使用区域麻醉可以避免全身麻醉气管插管，从而也没有困难气道的问题。此外，还避免了使用全身性的麻醉药物、肌松药和阿片类药物。区域麻醉还能很好地控制疼痛，从而减少患者术后对阿片类药物的需求。因此，对于肥胖和 OSA 患者，区域麻醉被认为是更安全的麻醉方案。一项系统性回顾分析纳入了 6 项观察性研究表明，区域麻醉可改善患者的预后，然而该分析中纳入的一些研究是在住院患者中进行的。一篇涉及肥胖和非肥胖患者行周围神经阻滞的研究发现，尽管总体阻滞成功率较高，但是肥胖患者的阻滞失败率较高。总的来说，在日间手术人群中，与全身麻醉相比，区域麻醉的优势仍存在争议，尤其目前"快通道"全身麻醉技术的应用，可以使用尽可能低剂量的短效麻醉药。

★ 气道管理

尽管一些回顾性和前瞻性研究支持 OSA 是困难气道的独立危险因素，但是肥胖本身并不一定是独立的危险因素。对气管插管困难发生率的研究也有不一致的结论，一些研究发现肥胖与气管插管困难相关，而另外一些研究发现 BMI 与气管插管困难没有相关性，但发现困难气道与马兰帕蒂（Mallampati）评分和颈围（OSA 相关的特征）相关。这些研究重申了筛查 OSA 的重要性，特别是肥胖患者。

由于这类患者存在困难气道的可能性增加，BMI 与呼吸暂停后血氧饱和度下降的时间呈负相关，因此麻醉诱导前充分预给氧是非常重要的。改善预给氧的方法包括头处于嗅化位并使用 CPAP。此外，适当头部垫高可以降低气管插管的困难。关于可视喉镜作为肥胖患者的一线气管插管工具是否合适还存在一些争议。一项荟萃分析发现，肥胖患者运用可视喉镜在声门暴露、气管插管成功率和气管插管时间方面优于直接喉镜，但只有使用具有气管导管引导通路的可视喉镜进行插管，其插管时间才有优势。然而，由于研究分析的局限性，这项荟萃分析的研究人员没有建议对肥胖患者常规使用可视喉镜进行气管插管。

由于血氧饱和度下降的时间短，同时还可能存在面罩通气困难，琥珀胆碱起效快、作用时间短，其运用也存在一些争议。同时琥珀胆碱会引起肌颤，会缩短安全的呼吸暂停时间，对于气管插管困难患者也可能是不利的。舒更葡糖钠上市后，对可疑面罩通气困难的患者可使用大剂量的罗库溴铵进行气管插管，因为可以使用舒更葡糖钠拮抗，可能比琥珀胆碱更容易恢复自主呼吸。然而，药物模拟显示在相当一部分病态肥胖和肥胖患者中，使用罗库溴铵再用舒更葡糖钠拮抗，在血氧饱和度明显下降之前并没有恢复自主呼吸。

★全身麻醉方法的选择

目前缺乏关于 OSA 患者如何选择麻醉方式的科学证据。麻醉与睡眠医学协会分析了一些关于肥胖人群的研究，发现肥胖与 OSA 之间存在密切的联系。对肥胖患者人群的研究也发现使用地氟烷和七氟烷比异氟烷和丙泊酚对患者恢复会更好。但比较地氟烷和七氟烷的研究却有一些不一致的结果，一些研究认为使用地氟烷患者苏醒会更快，而另一些研究认为这两种吸入麻醉药之间没有显著性差异。一项对肥胖患者接受腹部手术的随机对照试验的系统回顾性研究表明，地氟烷优于七氟烷、异氟烷及丙泊酚，因为使用地氟烷患者恢复更快，但在术后恶心呕吐（PONV）或术后疼痛评分方面无显著性差异。对于减重手术患者的两项随机临床试验显示，全凭静脉麻醉（丙泊酚和右美托咪定）的 PONV 发生率更低。术中镇静监测，如脑电双频谱指数（BIS）监测可能对肥胖和 OSA 患者特别有益，尤其是在静脉麻醉药滴定方面，但这些仍缺乏充分的证据。

★肌松药

肌松药残留是非常普遍的问题，有研究表明，在术后恢复室（PACU）有20%的患者的 4 个成串刺激比值（TOF）小于 0.9。肌松药残留会导致咽部功能减弱、气道梗阻及缺氧时呼吸驱动反应减弱，增加了术后肺部并发症的风险。因此需要采取措施来减少肌松药残留的发生，如尽可能地避免或者减少肌松药的使用，合理使用肌松监测及肌松拮抗药。一篇 Cochrane 综述认为在普通成人外科手术人群中使用肌松药后，分别接受舒更葡糖钠与新斯的明拮抗比较，发现前者对患者的肌力恢复更快，心动过缓和 PONV 的发生率更低。该综述并没有分析患者是否存在 OSA 的情况，但是有 6 项研究纳入了病态肥胖的患者，发现使用舒更葡糖钠的患者恢复更快，术后肌松药残留的发生率更低。因为缺乏 OSA 人群的证据，麻醉与睡眠医学协会不认为舒更葡糖钠对这类人群比新斯的明更有优势，因此不推荐常规使用舒更葡糖钠。舒更葡糖钠厂家的推荐剂量是根据 TBW 计算的，但因其是水溶性药物，舒更葡糖钠的剂量使用理想体重（IBW）或 LBM 计算会更合理。因此，研究认为在病态肥胖的患者中，适宜的药物剂量为 IBW

剂量加 40%。

★围手术期疼痛管理

因为担心阿片类药物的副作用，尤其是呼吸抑制，所以建议围手术期尽量限制阿片类药物的使用。然而，OSA 患者中出现的间歇性缺氧和片段化的睡眠可导致痛觉过敏和镇痛需求量的增加。在对 OSA 患者使用阿片类药物的过程中是否更易发生不良的呼吸事件的研究中，却得出了不尽相同的结果。实际上还没有高质量的证据支持 OSA 与阿片类药物引起的呼吸驱动减弱有直接的联系。除此之外，值得注意的是，一些研究并没有发现使用阿片类药物的 OSA 患者呼吸抑制增加，然而却发现胃肠道蠕动功能减弱。关于肥胖人群中阿片类药物风险的高质量证据也很缺乏。近年来，无阿片类药物麻醉越来越多地被临床应用。一些研究使用利多卡因、右美托咪定、氯胺酮和镁剂等，有些药物被单独使用或联合使用。然而，现有的证据都非常有限。此外，这些药物单独及其联合使用的不良反应尚未得到充分的评估。因此，在给药前都需要考虑每种药物的风险和效益。

现有的研究确实支持多模式、阿片类药物节俭的方法优越有效。充分的术后镇痛管理对于加快康复外科是非常有必要的。应制订针对特定手术和患者个体化的疼痛管理策略，并将其纳入加速康复方案中。镇痛方案制订的目的应该是良好的疼痛缓解，并有利于早期活动和理疗。多模式镇痛方案组合的选择不仅只取决于镇痛效果，更应取决于这些方案组合的总体副作用。区域 / 局部麻醉技术应成为最佳的多模式镇痛方法的基础，并应辅以对乙酰氨基酚、非选择性非甾体抗炎药或选择性 COX-2 抑制剂和地塞米松。阿片类药物应 "按需" 作为 "补救" 镇痛使用，而非按时常规使用。

术后注意事项

★麻醉恢复室的处理

OSA 和（或）肥胖患者在术后应严密监护，尤其要注意呼吸抑制的发生。在麻醉恢复室（PACU），患者应取半坐位以降低气道梗阻的发生，需连续监测脉搏血氧饱和度，还需观察患者有无呼吸暂停事件发生。

如有需要应先给患者辅助吸氧，直至患者在吸空气的情况下仍能维持其之前基线的氧饱和度。也有学者担心给患者吸氧会延迟发现呼吸抑制所导致的高碳酸血症。虽然辅助吸氧可以提高血氧饱和度，但它也可以增加呼吸暂停的时间，因为低氧会促发呼吸驱动。辅助吸氧很可能会增加呼吸暂停时间，因此人们担心辅助吸氧实际上会增加呼吸抑制的发生，并影响了对低通气的发现。最近的

☆ ☆ ☆ ☆

一项随机对照研究将 OSA 患者在术后分为不给氧组和给氧组，结果显示呼吸暂停持续时间和高碳酸血症发生率两组没有显著性差异。

除辅助给氧外，CPAP 也可以在 PACU 中使用。谨慎的做法是在 PACU 备有 CPAP 设备。一些研究表明，对不给氧的患者术后使用 CPAP 治疗是有好处的，但这些研究通常是接受大手术的患者，而不是日间手术类型。除 CPAP 之外，经鼻高流量氧疗也是可行的，因为它可以减少呼吸暂停和低通气事件的发生，使 OSA 患者可以从睡眠中觉醒过来。

★ 出院

患者应在没有呼吸抑制的风险之后才能出院。要达到此标准，患者应在没有任何刺激的环境中，建议是在睡眠状态并且吸空气时能够维持足够的血氧饱和度。不需要阿片类药物也可以很好地控制疼痛。对于接受 CPAP 治疗的患者，建议在任何时候睡眠时，无论是白天还是晚上，都应该使用 CPAP。OSA 患者应当考虑在自己家里也需要使用血氧饱和度监测，但一项研究表明，只有 1/4 的患者术后在家里发生严重的血氧饱和度下降事件，但没有导致任何并发症或者需要任何特殊干预。

小结

病态肥胖和 OSA 患者围手术期风险增加，这两类患者之间会有很大的重叠。然而，这些患者拟安全地进行日间手术需要特别小心。首先，适当的术前筛选以挑选合适的患者进行日间手术，排除有合并症的患者，其需要进一步优化治疗。术中的安全措施包括对可能存在困难气道的患者进行适当的气道管理，谨慎制订合适的麻醉方案，强调尽可能使用短效麻醉药和肌肉松弛药，以及使用尽可能低剂量的阿片类药物。术后全面且严密的监护对于确定患者出院的时机是非常重要的。只要这些都考虑周全，肥胖和阻塞性睡眠呼吸暂停患者是可以很好地开展日间手术的。

第 3 章
日间手术的加速康复流程

Anoushka M. Afonso, MD[a]; Hanae K. Tokita, MD[b],

Patrick J. McCormick, MD, MEng[c]; Rebecca S. Twersky, MD, MPH[d]

关键词

- 加速康复计划 ● 加速康复外科 ● 日间手术 ● 出院后恶心呕吐 ● 康复质量 ● 多模式镇痛 ● 阿片类药物节俭的疼痛管理 ● 外周神经阻滞

重点

- 在日间手术中心需要多学科参与和团队合作才能很好地执行加速康复计划。

- 以患者为中心的有效的宣教可以改善患者围手术期的体验，减少焦虑并提高患者满意度。

- 日间手术临床路径必须根据患者种类、手术类型和医院具体情况进行适当调整。

- 在加速康复的方案中多模式镇痛和区域麻醉是阿片类药物节俭的疼痛管理的核心关键。

- 术后恶心呕吐的预防性治疗是成功实施加速康复外科临床路径中的一个重要方面。

[a] Enhanced Recovery Programs (ERP), Department of Anesthesiology &Critical Care Medicine, Josie Robertson Surgery Center，Memorial Sloan Kettering Cancer Center, 1275York Avenue, M-301, New York, NY 10065, USA; [b] Department of Anesthesiology & Critical Care, Josie Robertson Surgery Center, Memorial Sloan Kettering Cancer Center, 1275 York Avenue, New York, NY 10065, USA; [c] Department of Anesthesiology & Critical Care Medicine，Memorial Sloan Kettering Cancer Center, 1275 York Avenue, New York, NY 10065, USA; [d] Department of Anesthesiology & Critical Care Medicine, Josie Robertson Surgery Center, Memorial Sloan Kettering Cancer Center, 1133 York Avenue, Suite 312, New York, NY 10065, USA

☆☆☆☆☆

加速康复计划的原则及其在日间手术和高级日间手术中的应用

加速康复外科（ERAS）或加速康复计划（ERP）是一项旨在通过整合循证为基础的方案来提高患者医疗质量和满意度的外科计划，有助于医疗的标准化并减少医疗费用支出、缩短住院时间（LOS）、降低与手术应激相关的并发症发生率。直接手术损伤引起生理性的连锁反应，导致全身的细胞因子和激素的释放及局部炎症介质的释放，这些介质导致了人体对手术的应激反应。如果不及时治疗，患者可能会出现分解代谢障碍、活动受限、虚弱，并可出现胃肠功能不良，从而进一步加剧损伤。这些都会延迟患者身体愈合并可能引起并发症发生。ERP 的总体目标是通过减少人体对手术应激的身体、生理和心理反应来加速患者的康复。

围手术期目标应努力达到：

（1）通过微创技术，最大限度地减少原发的手术损伤同时减少术中失血。

（2）个体化液体治疗以维持血容量：合适的液体治疗有助于维持有效的细胞灌注，减少细胞外液水肿，避免水钠潴留导致的肠梗阻。

（3）使用多模式镇痛方案优化疼痛控制；早期进食尽早恢复胃肠道功能，以降低胰岛素抵抗和维持血容量。

（4）鼓励术后早期活动，以减少并发症，如肺不张、肺部感染、深静脉血栓形成，并促使尽早活动维持肌肉力量。

这些目标的实现依赖于在围手术期的每个阶段成功实施 ERP 的关键要点（图 3-1）。

每个 ERP 都需要一个多学科团队来规划和优化最佳的围手术期方案。

多学科团队的主要参与者：

（1）患者；

（2）麻醉医生；

（3）外科医生；

（4）护理团队；

（5）医院行政管理部门；

（6）理疗师；

（7）营养师；

（8）药剂师；

（9）科研人员。

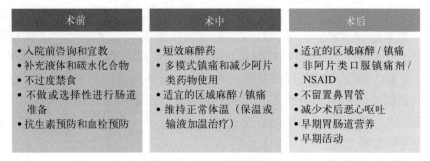

术前	术中	术后
• 入院前咨询和宣教 • 补充液体和碳水化合物 • 不过度禁食 • 不做或选择性进行肠道准备 • 抗生素预防和血栓预防	• 短效麻醉药 • 多模式镇痛和减少阿片类药物使用 • 适宜的区域麻醉 / 镇痛 • 维持正常体温（保温或输液加温治疗）	• 适宜的区域麻醉 / 镇痛 • 非阿片类口服镇痛剂 / 　NSAID • 不留置鼻胃管 • 减少术后恶心呕吐 • 早期胃肠道营养 • 早期活动

图 3-1　ERP 的关键要点

修改自 Varadhan KK, Lobo DN, Ljungqvist O. Enhance recovery after surgery： the future of improving surgical care. Crit Care Clin 2010; 26 (3): 529; 已获许可

ERP 成功实施的难点：
- 多学科团队的组建。
- 缺乏稳定的团队。
- 高效方案依从性的实现和维持。
- 开始并经常进行员工教育。
- 不同的外科手术，方案要素不同。
- 进行审计以监督员工的遵守情况并分析患者结局。
- 对实施过程中难点的经济支持。

★ 加速康复计划与日间手术中心之间的关联

针对日间手术的具体 ERP 路径的文献相当有限。然而住院患者 ERP 的许多原则与日间手术和短时间住院手术的患者一样。随着日间手术类型的扩大，涉及更复杂的手术，ERP 路径是确保成功扩大开展日间手术的关键。虽然缩短住院时间是住院患者 ERP 成功的特点，但日间手术并不以此为标准。日间手术 ERP 的重点应该是减少患者预后的差异性。

日间手术加速康复计划重要的患者结局：
- 疼痛。
- 减少阿片类药物的使用。
- 减少术后恶心呕吐和出院后恶心呕吐的发生率。
- 早期活动。
- 提高康复质量。

★ 在日间手术中心实施加速康复计划

作者成功打破传统在 Josie Robertson 手术中心（纽约州纪念斯隆 - 凯特林

☆ ☆ ☆ ☆

癌症中心的一个独立的日间手术中心）对日间肿瘤手术实施了 ERP 方案。这是通过回顾大量的文献、多学科合作及创建特定手术的临床路径一起来实现的。创建标准化的临床路径使麻醉团队能够系统地管理患者，最大限度地减少可变性，并最大限度地提高可预期的患者结局。具体而言，有 4 种外科手术可以行短期非传统的日间肿瘤手术：乳腺癌切除术伴或不伴重建切除术、机器人前列腺切除术、微创机器人和腹腔镜子宫切除术及甲状腺切除术。来自笔者医院数据的文章即将发表。

以下是笔者在日间手术进行加速康复外科方案的几个要点：

（1）使用标准的止吐方案，包括给所有患者使用地塞米松和 5- 羟色胺受体拮抗剂，如昂丹司琼。高危患者则给予阿瑞匹坦。

（2）尽可能地减少阿片类药物的使用，在适当的情况下术前给予口服加巴喷丁、静脉注射对乙酰氨基酚和酮咯酸。

（3）尽可能行区域麻醉。

（4）尽量不留置鼻胃管。

（5）适当的液体管理。

（6）与手术相关的标准化干预措施。

日间手术 ERP 需要监测的患者结局：

● 住院时间，以小时为单位。

● 镇痛的需求，尤其是术后麻醉镇痛药的需求。

● 术后需要立即转移到急症治疗的医院。

● 术后 30d 内前往紧急医疗或急诊室就诊。

● 30d 内再入院。

除早期和中期结局之外，后期的患者结局如患者自主上报的结局和出院后与健康相关的生活质量评估都可能被纳入，但这些方面还需要更多的研究来佐证。对 ERP 实施的个体化要点的依从性进行审核可以改善患者结局，如术后的住院时间。

日间手术 ERP 的实施能改善患者预后，缩短术后住院时间。然而只有通过多学科的密切合作、持续教育及对临床路径依从性的例行审计才能持续改善患者预后，同时还需要更多的行业对标和患者预后的数据。

患者宣教和术后患者预期结果

在日间手术中关于患者宣教对围手术期结局影响的文章很少。对患者进行宣教（图 3-2）有很多好处，让他们了解在手术和康复过程中会发生什么。运行良好的术前宣教方案对于该中心采用 ERP 的日间手术计划的成功也是至关重要的。

患者在术前情绪紧张和焦虑也很常见。一项研究报道术前焦虑在住院患者和日间手术患者中的发生率分别为 45.3% 和 38.3%。

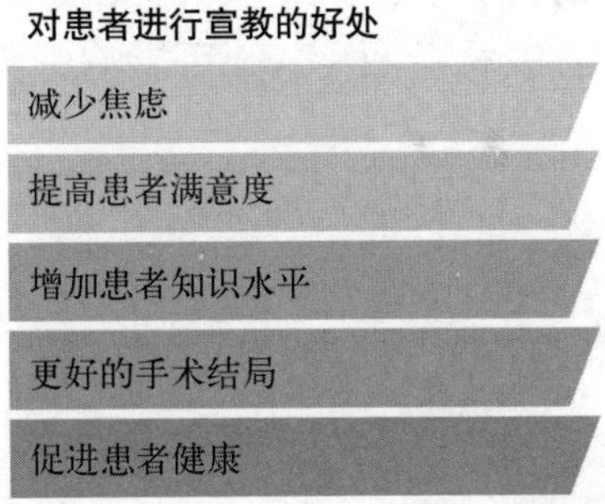

对患者进行宣教的好处

减少焦虑

提高患者满意度

增加患者知识水平

更好的手术结局

促进患者健康

图 3-2 ERP 中对患者进行宣教的各种好处

适当的术前宣教也可以提高患者的满意度。Younis 等在一项回顾性研究中发现，提高日间行痔疮切除术患者相关信息的质量可以使患者满意度提高，并且出院后寻求医疗支持的情况减少。对患者告知得越清晰，患者在整个过程中满意度越高。改善告知患者关键信息的态度，尽可能全面、清晰并需要不断重新评估，如患者必须遵守术前禁食指南。这种简单宣教的改进可能会减少手术取消频率、改善工作流程和减少手术室延误，这在日间手术行 ERP 中尤其重要。

每例患者的治疗都需要个性化，术前宣教也可以是一个论坛形式：

● 建立融洽的互相信任的医患关系。

● 解释清楚术前可能存在的问题。

● 确认和确定患者的诊断，可选择的方案，外科的替代方案及全部的治疗方案。

● 教育患者并回答患者所提的问题。

● 确保外科医生和患者都能获得更好的结局。

在日间手术中心，疼痛管理和早期活动对于患者在加速康复进程上取得成功至关重要。应对患者进行术后如何使用疼痛评定量表和阿片类药物的替代药品的教育，并应为慢性疼痛患者提前制订相应计划。术前宣教应包含术后进行日常活动及早期活动的预期，以及制订相应的策略可以让患者知晓这些任务的执行情况。尤其是在日间手术的 ERP 中，患者只要达到出院标准后立即能按计划出院。

★ 加速康复计划的宣教过程和宣教工具类型

由于向患者提供重要信息的时间有限，因此多学科团队需要确保团队所有成员都能向患者重复告知这些信息，并在患者有限的时间内在整个过程中进行不断加强。在制作宣教内容时了解患者的想法（通过小组汇聚／患者访谈）有助于了解患者最关心的问题。

患者宣教必须是完整的，而且要易于理解，方便患者能成功地遵循临床路径。根据患者的喜好调整术前宣教材料（图3-3）可影响患者对围手术期体验的看法。

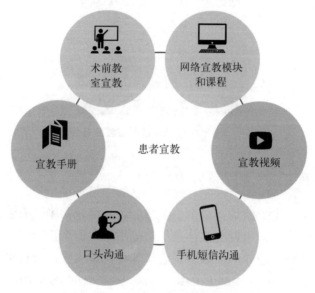

图3-3　ERP中对患者进行宣教的重要组成部分

所有这些宣教模式的比较需要进一步研究和阐明。根据一项203例行根治性前列腺切除术患者的随机对照试验显示，多媒体宣教方式被认为非常有用。尽管焦虑和医疗的决定方面没有区别，但术前使用多媒体宣教的患者所获取的知识和满意度更高。Kearney等比较了150例参加和未参加医院术前宣教课程的患者结局，尽管在住院时间、行走距离、疼痛程度或并发症发生率方面两组之间没有显著性差异，但择期行关节置换手术的患者会感觉术前准备得更好，并且觉得能更好地控制术后疼痛。对面对面宣教与在线宣教资源进行比较，以确定哪种对患者最有利。在乳房重建术的患者中，宣教方案的效果在很大程度上对患者是有益的。使用互动式宣教工具并行乳房重建术的女性患者，相关知识水平显著提高，对围手术期体验、医疗决策过程和乳房重建结果的满意度也明显提高。

根据Ronco等的研究，他们对19项研究进行系统性回顾，共纳入3944例患者，得出了术前宣教的一些趋势：

- 通过各种途径强化和（或）干预增加宣教的频率。

- 需要反复涉及术后管理的宣教内容。
- 患者结局的监测（认知、体验和生理方面）。

★ 术后预期

从患者的角度了解他们所需要的信息类型是非常重要的。通常外科医生和麻醉医生只专注于那些对围手术期团队最重要的内容，但常忽视患者觉得重要的问题。作为日间手术 ERP 的一部分，在术前有效的宣教工具可以帮助患者清楚地理解围手术期体验和术后真实的感觉。正是通过多学科团队的细致规划和患者不断的反馈，才能改进术前宣教方案。此外，这些宣教方案也可作为培训工作人员改进其临床实践的宝贵工具。对患者宣教进行更好的研究是有必要的，特别是开发适合患者的宣教辅助工具，以改善日间手术患者的临床体验。

日间手术中的多模式镇痛：非阿片类镇痛药

ERP 的核心原则是尽量不用或者少用阿片类药物。为了实现这一目标，日间手术方案力求通过多模式镇痛达到最佳效果。与使用单一药物相比，多模式镇痛是使用不同作用机制的药物组合，以减少每一种药物的副作用，同时提供更优越的镇痛效果。使用这种方法可以提高日间手术的镇痛效果，使患者在术后快速康复。以下介绍一些非阿片类镇痛药物，而阿片类药物可以对暴发痛进行控制。

★ 对乙酰氨基酚

对乙酰氨基酚是日间手术 ERP 中最常用的药物之一，其副作用很小。对乙酰氨基酚具有复杂的作用机制，可作用于外周（环氧化酶抑制剂）和中枢镇痛过程。对腹腔镜手术患者使用对乙酰氨基酚可减少围手术期阿片类药物的消耗量。联合使用对乙酰氨基酚与非甾体抗炎药进行术后镇痛优于单独使用对乙酰氨基酚。Jibril 等在一项系统性综述中对静脉注射对乙酰氨基酚和口服对乙酰氨基酚进行了回顾性分析，发现如果患者胃肠道功能正常，并且能够服用口服剂型，则没有明确迹象表明静脉注射形式优于口服给药。在关于报告疗效结果的 3 项研究中，Pettersson 等研究表明冠脉搭桥术的患者静脉注射对乙酰氨基酚可以减少阿片类药物的使用量，但是两组的疼痛评分或恶心呕吐发生率无显著性差异。与 Brett 等在接受膝关节镜检查的患者中发现的情况相反，静脉使用对乙酰氨基酚组疼痛评分低，但两组的阿片类药物消耗量或住院时间无显著性差异。尽管一些日间手术中心在术前等待区给予对乙酰氨基酚口服，但笔者在手术室手术切皮前先行静脉注射对乙酰氨基酚超前镇痛，以更快地起效，而且药物吸收更可预测。这些患

☆ ☆ ☆ ☆

者术后一旦能够耐受口服摄入，就可以过渡到口服对乙酰氨基酚镇痛治疗。患者可以在家中按时口服药物来控制术后急性疼痛，以减少对阿片类药物的需求。

★非甾体抗炎药和COX-2抑制剂

在ERP中，术前使用非甾体抗炎药（NSAID）和COX-2抑制剂，可减轻炎症反应，有效治疗术后疼痛。布洛芬和酮咯酸是通过抑制COX-1和COX-2发挥作用的非选择性非甾体抗炎药。酮咯酸常用于日间手术中心，但对特定患者须根据肾功能而调整剂量。一项双盲安慰剂对照研究发现，布洛芬（1200mg/d）和塞来昔布（400mg/d）均显示可降低日间手术患者术后早期补救镇痛的需要。而且患者的恢复质量和对疼痛管理的满意度均有明显提高。COX-2抑制剂的使用时机很重要，因为大多数临床医生建议预先给药比术后给药更好。与仅在术后期间用药相比，在手术当天口服400mg的塞来昔布并且在术后持续使用3d，可改善整形手术的术后疼痛管理及患者恢复的速度。在400多例日间骨科手术的患者中发现，单剂量塞来昔布与二氢可待因/对乙酰氨基酚复合药物的镇痛效果相当。

★加巴喷丁类

加巴喷丁和普瑞巴林都是 γ - 氨基丁酸类似物，以前曾被用作抗癫痫药，同时具有抗惊厥、镇痛和抗焦虑作用。普瑞巴林起效更快，具有更好的生物利用度，但比加巴喷丁更昂贵。与术前给予150mg普瑞巴林相比，给予300mg更能降低腹腔镜手术后患者的疼痛评分，术后芬太尼的消耗量也减少，而副作用方面无显著性差异。尽管它们是术后疼痛治疗的有效药物，但在日间手术中心还需要特别注意。虽然患者总体来说耐受性良好，但对于某些日间手术患者尤其是老年人，镇静和头晕的副作用可能会有些风险。Schmidt等总结了加巴喷丁类药物的使用情况——药物、剂量和使用时机的选择，以及对慢性术后疼痛的作用。在笔者的日间手术中心，65岁以下接受比较复杂的日间手术的患者，如机器人辅助子宫切除术、机器人辅助前列腺切除术、乳房切除术和甲状腺切除术，在术前均给予口服加巴喷丁300mg。

★静脉输注利多卡因

由于利多卡因具有抗炎和镇痛特性，静脉注射利多卡因对住院患者加速康复方案是有用的。虽然在日间手术中并不常见，但利多卡因使用方便并且在推荐剂量[1.5 ～ 3mg/（kg·h）] 下毒性相对小。Kaba等报道，在腹腔镜结肠切除术患者中，输注利多卡因可以减少术后阿片类药物的消耗量及阿片类药物相关的副作用，如首次排便时间和首次排气时间缩短。该研究还报道了医院住院

☆ ☆ ☆ ☆

时间缩短并降低了术后恶心呕吐的发生率。McKay 等研究表明，静脉输注利多卡因降低了患者对围手术期阿片类镇痛药的需求，但未能缩短日间手术后的出院时间。Wu 和 Liu 在一篇社论中讨论认为住院患者通常使用的监测指标（如住院时间）并不总是适用于日间手术麻醉的研究。为了更好地了解利多卡因的作用，需要更多的研究使用适宜有效的工具对日间手术患者自述的结局评估来证明静脉输注利多卡因的作用。

区域麻醉作为加速康复方案中多模式镇痛的一部分

日间手术 ERP 的一个关键点应该是阿片类药物节俭的多模式镇痛。以局部麻醉技术为基础，包括切口浸润、区域神经阻滞和椎管内麻醉，已日益成为日间手术中阿片类药物节俭的疼痛管理策略的关键组成部分。这些技术都被美国麻醉医师协会急性疼痛管理工作组所推荐。超声引导改变了区域麻醉的临床实践，越来越多的麻醉医生愿意在日常临床实践中使用超声技术。对区域麻醉技术在常见非骨科日间手术中的应用进行回顾性分析发现，着重关注的是腹腔镜手术的腹横肌平面阻滞，门诊乳腺手术的胸壁阻滞。

★腹横肌平面（TAP）阻滞

TAP 阻滞是一种筋膜平面阻滞，在腹横肌和腹内斜肌之间进行局部麻醉，为前腹壁提供镇痛作用。TAP 阻滞已被用于多种手术的术后疼痛管理。在一项针对接受腹腔镜结直肠手术患者的小型研究中，TAP 阻滞已作为 ERP 的一个组成部分。与对照组相比，接受 TAP 阻滞的患者平均住院时间缩短，总体阿片类药物消耗量下降。一项关于微血管化乳房重建中应用 TAP 阻滞的研究发现，与对照组相比，ERP 方案患者的住院时间更短，同时术后阿片类药物消耗量也更少，但 TAP 阻滞的益处尚未在腹腔镜日间手术中得到证实。De Oliveira 等在 2014 年对随机对照试验进行了一项荟萃分析，研究了使用 TAP 阻滞对腹腔镜手术后的疼痛控制的结果，发现在术前接受 TAP 阻滞的患者在恢复的早期和晚期静息痛减轻，但在整个恢复过程中运动痛并没有改善。此外，还发现术前接受 TAP 阻滞的腹腔镜妇科手术患者的恢复质量有所提高，但在术后接受 TAP 阻滞的腹腔镜子宫切除术患者的恢复质量或疼痛结局并没有改善。一项旨在确定 TAP 阻滞对各类腹部手术的疗效的荟萃分析发现，TAP 阻滞提供的镇痛效果非常有限。该荟萃分析在手术类型上不尽相同，因此很难得出有意义的结论。重要的是，该荟萃分析中没有发现严重的局麻药中毒的病例。尽管需要更多的证据来支持在日间腹腔镜手术中常规使用 TAP 阻滞，但 TAP 阻滞对患者的风险小，能在多模式镇痛方案中发挥良好的作用。尽管 TAP 阻滞在这些方面有意义，但

☆☆☆☆

仍有几点需要在未来的研究中进一步评估和解决。

(1) 选择合适的局麻药。

(2) 适宜的剂量。

(3) 是否需要使用辅助药物，如地塞米松和可乐定。

(4) 术前还是术后给药。

(5) 超声引导与外科医生浸润操作。

(6) 出院后的疼痛控制情况和康复质量的患者结局。

★ **胸壁阻滞**

越来越多复杂的乳腺手术采用日间手术。疼痛（包括急性和慢性疼痛）是乳腺手术的重要并发症。椎旁神经阻滞（PVB）曾被认为是乳腺手术区域阻滞的金标准。与单纯使用全身麻醉相比，PVB 与全凭静脉麻醉或全身麻醉联合使用可降低疼痛评分、术后镇痛药的消耗量、术后恶心呕吐、住院时间、慢性疼痛的发生率，同时有更高的患者满意度和更好的恢复质量。尽管经典的方法是基于体表解剖标志来进行阻滞，但是目前更多的是使用超声进行引导阻滞。使用超声引导行 PVB，气胸的风险更小。一项对 856 例接受超声引导下胸部 PVB 进行乳房切除术并立即行重建术的患者的回顾性分析发现，未发生疑似气胸的病例。筋膜平面阻滞已成为乳腺手术的区域麻醉的一种选择。Abdallah 等发现胸肌和锯状肌平面阻滞可减少日间乳腺手术后阿片类药物的消耗量和术后恶心呕吐的发生率。近年来，竖脊肌平面阻滞（ESB）作为乳腺手术的另一项区域阻滞技术引起了人们的兴趣，在乳腺手术的病例报道中 ESB 也有非常好的镇痛作用。ESB 是一种新型的筋膜平面阻滞，最初用于控制胸部的神经病理性疼痛。Chiu 等报道，与在 23h 短期院内手术中心的历史病例对照相比，接受乳房切除术并进行重建术的患者中使用胸神经阻滞或 PVB 的 ERP 方案可以减少阿片类药物消耗量和术后恶心呕吐的发生率。虽然需要更多的数据来确定新型筋膜平面阻滞的镇痛效果，但 PVB 可改善复杂乳房手术患者的预后，并应将其作为这些患者的多模式镇痛的临床路径。目前还需要更多的研究来确定胸神经阻滞、锯状肌平面阻滞和 ESB 与 PVB 对比在患者康复质量和安全性方面的效果。

术后恶心呕吐

术后恶心呕吐的预防性治疗已成为几乎所有外科 ERP 的重要方面。具有里程碑意义的国际多中心评估止吐药物联合方案的临床试验认为，任何止吐药物的干预都具有相似的效果，高危患者可从多模式干预措施中受益。日间手术麻醉协会使用该研究与其他相关调查的数据来制订术后恶心呕吐管理的共识指南。

目前的证据不支持对所有人进行术后恶心呕吐的预防。然而，这些药物成本低、副作用少的特点使得许多 ERP 将止吐药物用于所有手术患者。

将术后恶心呕吐治疗策略添加 ERP 中的原因之一是提高依从性。从以前的数据来看，术后恶心呕吐治疗的依从性一直很差。一项研究调查了用于术后恶心呕吐预防的计算机化决策工具，发现该干预将符合条件的患者开具适当术后恶心呕吐处方从 38% 提高至 73%。一旦干预停止后，该比率又重新下降至 37%。另一个问题是，复杂的术后恶心呕吐预防指南可能导致糟糕的结果。最近的一项前后对比研究只使用患者性别为危险因素的简化的术后恶心呕吐预防方案，术后 24h 内术后恶心呕吐的发生率从 33% 降至 22%（P=0.02）。

在日间手术患者中，出院后恶心呕吐也是一个担心的问题，因为这些患者通常无法在家中轻松获得止吐治疗。在一项针对手术当天出院患者的出院后恶心呕吐的多中心临床试验中发现，在出院后患者报告的恶心和（或）呕吐发生率从 20.7% 上升至 37.1%。半衰期短的止吐药对出院后恶心呕吐无效，患者需要给予长效药物，如地塞米松、阿瑞匹坦、帕洛诺司琼和东莨菪碱透皮贴。罗拉匹坦是 NK-1 拮抗剂，半衰期很长，可达 180h。一项将罗拉匹坦与昂丹司琼进行比较的临床试验发现，在手术后 120h 内，与安慰剂相比，罗拉匹坦 200mg 和 70mg 的无呕吐率更高。在一项对 1041 例日间手术患儿的研究中，发现术中和出院后阿片类药物使用增加了恶心呕吐的发生风险。长效阿片类药物的比值比为 3.093（95%CI，1.634 ～ 5.874），出院后阿片类药物的比值比为 2.037（95% CI，1.142 ～ 3.632）。最近在瑞士对 222 例以丙泊酚为基础麻醉和标准止吐预防阶梯治疗的短期日间手术进行的一项研究发现，术后第 1 天的出院后恶心呕吐率为 11.3%，术后第 2 天为 0.7%。这一极低的比例部分原因是因瑞士术后阿片类药物处方率低，部分原因是因排除了妇科手术，众所周知，妇科手术具有较高的术后恶心呕吐发生率。

乳腺手术患者是日间手术患者术后恶心呕吐高风险的亚组人群。一项研究显示，在未给予任何预防措施的情况下，59% 的乳腺手术患者发生了术后恶心呕吐。乳房切除术的 ERP 方案包括大剂量地塞米松（8mg，静脉注射）和区域麻醉将术后恶心呕吐发生率从 50% 降低至 28%（$P < 0.001$）。然而，术后恶心呕吐发生率可以达到多低似乎是有限制的。最近一项关于乳腺手术患者术后恶心呕吐的前瞻性研究发现，尽管严格按指南执行了恶心呕吐的预防措施，但术后恶心呕吐发生率仍为 29.9%，出院后恶心呕吐发生率为 35%。

在不久的将来，结合基因技术进行肿瘤的诊断和治疗，笔者希望能识别出具有术后恶心呕吐的易感基因，患者不必再接受额外的药物治疗。5- 羟色胺受体 3B、多巴胺 D_2 受体和细胞色素 P450 2D6 酶的多态性都与术后恶心呕吐的高发生率有关。如果术后恶心呕吐风险评估系统扩展到包括这些多态性的检测，

☆ ☆ ☆ ☆

则进一步降低术后恶心呕吐和出院后恶心呕吐的发生率或许是可能的。

小结

加速康复临床路径已被证明可以改善患者手术后的结局。尽管 ERP 的大多数研究都集中在住院患者身上，但许多原则都可以在当天出院或 23h 住院的外科手术患者中实施。ERP 的成功实施取决于临床路径的依从性和患者结局的控制，如疼痛、阿片类药物的需求、恶心呕吐及早期下床活动。为了减少阿片类药物的需求，ERP 需要采取多模式镇痛，其中包括区域麻醉。强大的术前宣教计划对于日间手术 ERP 的成功是不可或缺的。与传统的住院方案中的住院时间评估内容不同，日间手术中 ERP 的重点应该放在提高患者的康复质量、疼痛管理和早期下床活动。

致谢

感谢 Lucia Salamanca-Cardona 博士在技术写作和编辑方面给予的帮助。

第 4 章
日间手术中心的应急响应

Vikram K. Bansal, MD[a]; Katherine H. Dobie, MD[b]; Evelyn Jane Brock, DO[c]

关键词

● 日间手术中心 ● 紧急事件 ● 局麻药全身毒性反应 ● 心肌梗死 ● 恶性高热
● 过敏反应 ● 苏醒延迟 ● 气道着火

重点

● 在日间手术中心，由于围手术期紧急事件发生率低、手术周转快及相对人员和物资有限，因此围手术期紧急事件的处理具有一定的难度。

● 通过教学及模拟训练对有效应对紧急事件是非常有必要的。

● 除了质量认证所规定的内容外，很多手术中心对紧急事件的应急响应会有自己的教学、训练和模拟课程。

● 快速地识别、稳定病情及转移到最近的医院进行有创监测、检测和治疗是主要的目标。

引言

2017 年美国卫生与公共服务部发布了一项报告：约有 2250 万次日间手术在手术中心实施，其中仅有 2% 的患者转住院。大量手术向日间转移归因于外科及麻醉管理的进步。更安全短效的药物、区域麻醉、多模式镇痛及微创手术的发展显著改善了术后疼痛控制，使患者术后快速康复出院。麻醉管理的发展使得更复杂的病例和更多有合并症的患者，如高龄、肥胖及阻塞性睡眠呼吸暂停综合征的患者进入日间手术中心，但相关的紧急事件可能会增加。在日间手

[a] Department of Anesthesiology, Division of Ambulatory Anesthesiology, Vanderbilt University Medical Center, 1211 Medical Center Drive, Nashville, TN 37232, USA; [b] Department of Anesthesiology, Vanderbilt University Medical Center, 1211 Medical Center Drive, Nashville, TN 37232, USA; [c] Department of Anesthesiology, Division of Ambulatory Anesthesiology, Vanderbilt University Medical Center, 1301 Medical Center Drive, 4648 TVC, Nashville, TN 37232, USA

☆★☆　☆

术中心人员和资源有限的情况下，应急响应有所欠缺。目前，日间手术紧急事件的应急预案由认证机构来负责，如日间手术医疗机构认证协会和医疗卫生机构认证联合委员会负责。这两个机构都要求每年进行一次心肺复苏训练，然而通常日间手术中心都没有院内急救小组。模拟教学通过运用真实场景训练提高了应急响应的准备。为罕见病例做好准备是有困难的，但是与传统的病例讨论模式相比，经过模拟教学的人在技术和非技术能力方面表现得更好，而且可以将此更好地应用到手术室。重要的是，要有个体化和结构化的复盘来解决任何紧急事件，提高个人反应能力。

在日间手术中心人员和物资有限的情况下，随着最大限度地提升周转率的压力、手术复杂性日益增加及患者合并症增多，在日间手术中心为紧急事件做好准备是至关重要的。

过敏反应

过敏反应是一种严重的、危及生命的全身或系统的高敏反应，发病率为1∶20 000～1∶3500），死亡率为3%～9%。

在手术室最容易导致过敏反应的致敏原：乳胶（20%）、抗生素（15%）、肌松药（10%）。

阿片类药物、局麻药、丙泊酚（即使是对鸡蛋和大豆过敏的患者）或吸入麻醉药很少出现过敏反应。鱼精蛋白、肝素、造影剂、缩宫素、非甾体抗炎药（PGE_2途径）和一些防腐剂如苯甲酸甲酯也可能会导致过敏反应。

过敏反应分为变态反应和非变态反应，两者的临床症状可能是一样的。变态性过敏反应由免疫机制介导，通常是免疫球蛋白（IgE、IgG）或免疫复合物激活补体所致。非变态反应是非IgE介导的，但会产生类似的临床症状。

过敏反应不是一个相同的过程：反应途径、介导物、反应时间和对治疗的反应取决于哪个致敏原触发、给药途径和速度、患者高敏体质及患者健康程度。

过敏反应表现：呼吸、循环和（或）皮肤反应。临床诊断包括以下方面：

- 低血压
- 心动过速
- 心动过缓
- 皮肤潮红
- 皮疹
- 支气管痉挛
- 缺氧
- 血管神经性水肿

- 心搏骤停

过敏反应导致血管内容量重新分布和心排血量减少，以及冠状动脉灌注压下降和静脉回流减少。血管性水肿、支气管痉挛和黏液堵塞可能会引起窒息。过敏反应通常在 2 ～ 8h 缓解，但过敏反应或其治疗引起的继发病理可能会延长患者的反应和症状。

★ 手术室内过敏反应的处理

肾上腺素为过敏反应的一线用药，应尽快给予。肾上腺素是 β 受体激动剂、正性肌力药和支气管扩张剂。肾上腺素还通过阻止肥大细胞脱颗粒来减少递质的进一步释放。应停止所有可能的致敏物，维持有效通气（必要时气管插管，吸入纯氧）。将患者置于头低足高位增加静脉回流，如有指征便开始心肺复苏（CPR）。静脉输注液体，根据高级心脏生命支持（ACLS）指南继续重复使用肾上腺素或静脉泵注。开放外周大口径静脉通路或者必要时开放中心静脉。可考虑给予苯海拉明、糖皮质激素和沙丁胺醇。即使抗过敏性休克得到了满意的治疗，还是会有复发的可能，应将患者转移到有重症监护室的医院。

心肌梗死（急性冠脉综合征）

目前低风险患者围手术期心脏事件的发生率为 1% ～ 3%。大多数围手术期心肌梗死是"无症状"的，大部分发生在术后，可能是当天或次日。随着日间手术复杂病例的增加，同时患者的合并症增多，可想而知急性冠状动脉事件的发生率会有所增加。

增加围手术期心肌梗死风险的常见因素：

- 心脏病史
  - 冠状动脉疾病
  - 心脏支架植入
  - 充血性心力衰竭病史
- 运动耐量差
- 其他合并症
  - 糖尿病需胰岛素治疗
  - 脑卒中病史
  - 肾功能不全
- 术中或术后低血压
- 术中新发的长时间（超过 10min）的 ST 波和（或）T 波改变

☆ ☆ ☆ ☆

围手术期心肌梗死的机制：

● 儿茶酚胺激增会导致心率和血压升高。

● 导致血栓风险的因素增加，包括血小板功能激活和纤溶减少。

● 亦可能有贫血、炎症、组织缺氧和血流动力学改变，这些可导致斑块破裂，并引起心肌缺血。

日间手术中心围手术期心肌梗死的快速医疗处理：

● 高流量吸氧。

● 确诊检查（12 导联心电图＋如果有条件行血肌钙蛋白浓度检测）。

● 治疗低血压或高血压。

● β 受体阻滞药控制心率。

● 加强疼痛管理。

● 考虑使用硝酸甘油。

● 使用阿司匹林。

● 尽早转运到有心脏介入治疗的医院。

● 充分沟通（向接收患者的医生或医院提供完整的检查报告），并传真其心电图等。

通常在日间手术中心，尤其是院外独立的日间手术室，可利用的实验室检验和其他检查设备有限，如经食管超声。

苏醒延迟

苏醒延迟也是麻醉医生面临的最大挑战之一。根据定义，苏醒延迟是指麻醉后患者持续嗜睡或无反应。

危险因素应分为以下几类：

● 患者因素（年龄、遗传和既往身体情况）。

● 药物因素。

● 手术和麻醉因素，包括代谢因素。

患者因素包括超高龄、老年患者和儿童。老年患者对麻醉药的敏感性增加，由于中枢神经系统功能下降，意识恢复缓慢。儿童患者的体表面积相对较大，并且存在低体温的风险，减缓药物的代谢。

遗传因素包括性别（男性苏醒延迟的概率约是女性的 1.4 倍）、肥胖和其他合并症（既往有心脏病、肺部疾病、肝病、甲状腺疾病或肾病）。在某些情况下，其他遗传因素，如假性胆碱酯酶缺乏症，如果使用去极化肌松药，可致苏醒延迟。既往存在神经系统疾病包括认知功能障碍、癫痫（发作后状态）和脑卒中。其他神经系统原因包括既往存在颅内高压和精神障碍。

药物因素的考虑可能有既往非法药物的使用、术前镇静药（如咪达唑仑）、过量的阿片类药物、东莨菪碱、肌松药残余，以及药物之间的相互作用，如单胺氧化酶抑制剂或选择性 5- 羟色胺再摄取抑制剂。有许多的药物相互作用可以增强肌松药的作用，如氨基糖苷类、利尿药、钙通道阻滞药、锂和一些化疗药物。

手术和麻醉因素：代谢紊乱，如高碳酸血症、低氧血症、低血糖 / 高血糖、低温 / 高温，以及电解质紊乱，如酸中毒、高钠血症、低钠血症、低钾血症、低镁血症、高镁血症和低钙血症。

亦应考虑其他手术和麻醉并发症，如低灌注、气体 / 血栓栓塞，包括肺栓塞。可能有新发的脑血管事件，包括新发脑梗死或脑出血。

应进行快速评估，以排除并确定苏醒延迟的原因：

- 检查静脉注射的部位是否渗漏。
- 确认所有麻醉药物已停止输注。
- 更换气道回路，用纯氧通气确保所有的吸入麻醉药已清除。
- 重新检查一遍所有已使用的药物。
- 重新测量患者的体温。
- 回顾患者的病史。
- 检查患者生命体征。
- 使用肌松监测仪排除肌松残余，神经系统检查（瞳孔、脑神经、反射及对疼痛的反应）。
- 如有条件应检测血糖、动脉血气及电解质。
- 可考虑使用拮抗剂包括纳洛酮、氟马西尼、毒扁豆碱（抗胆碱能药物），使用新斯的明或舒更葡糖钠拮抗肌松。

如果神志仍未改善，应转至最近的医院。

恶性高热

恶性高热（MH）是每位麻醉医生都学过但希望永远不要遇到的麻醉急症之一。为了挽救患者的生命，必须立即诊断和快速治疗。MH 一旦发生非常致命。由于报道不一，MH 的真实发病率尚不清楚，但其发病率在 1∶50 000 ～ 1∶5000。之前的死亡率超过 70%，目前随着丹曲林的使用及临床积极治疗，其死亡率已经低于 5%，但日间手术中心可能会更高。

★ 原因

MH 是由骨骼肌兰尼碱受体缺陷引起的。该受体缺陷引起钙的调节改变，并导致钙的聚集，而产生连锁反应和剧烈的代谢反应。最常见的基因变化是

☆ ☆ ☆ ☆

RYR-1 基因，现已经发现了该基因的 100 多种突变。引起 MH 的因素包括挥发性麻醉药，如地氟烷、七氟烷、异氟烷、氟烷及去极化肌松药。

★ 诊断和临床表现

MH 的诊断可能很困难。MH 的起初症状是心动过速、高碳酸血症、高血压、肌肉强直和高热。它可能与脓毒血症、甲状腺危象或任何高代谢状态相混淆。

可以来帮助临床诊断的标准：

- 呼吸性酸中毒，$ETCO_2 > 55mmHg$。
- 心律失常。
- 代谢性酸中毒，$pH < 7.25$。
- 肌肉强直。
- 肌酸激酶大于 20 000U/L 或肌红蛋白尿。
- 体温高于 38.8℃。
- 家族史。
- 丹曲洛林治疗有效。

★ 处理

- 立即开始治疗，并让其他人联系，以尽快转入有重症监护室的医院。
- 尽快给予丹曲洛林或丹曲林钠，必须在转院前给予。
  - 早期治疗能改善患者的预后。
- 停止使用任何吸入麻醉药，使用静脉镇静。
- 给予患者纯氧，并使用皮囊和（或）更换新的麻醉呼吸回路（冲洗机器原来的呼吸回路至少 90s）进行过度通气。
  - 过度通气以减轻高碳酸血症。
- 呼吸回路中使用活性炭过滤器。
- 拨打 MH 专线。
- 使用冰袋给患者降温，降低室温，给患者输入冷的液体。
- 检测血常规、基本生化、尿液分析、动脉血气。
- 纠正酸中毒和高钾血症。
- 转运到最近的有抢救设施的医院。

如果日间手术中心实验室检测有限，要尽最大能力稳定患者病情后再转运。

局麻药全身毒性反应

局麻药全身毒性反应（LAST）是一种可导致心血管系统衰竭的麻醉急症。

由于区域麻醉越来越普及，外科医生也经常使用局部浸润来提供术后镇痛，因此日间手术的 LAST 风险相对较高。了解 LAST 的征兆很重要，并让外科同事警觉局麻药的剂量是会累积的。随着超声的普及，区域麻醉在门诊手术中心很受欢迎，但局麻药摄取的可能性并非为零。超声的使用降低了 LAST 的风险，并可能导致局麻药毒性反应延迟出现，但它不能防止毒性反应的发生。

★ 原因、风险因素及预防措施

LAST 的发生可能是因为局麻药的吸收和神经细胞钠内流减少。局麻药还可以抑制心脏钠通道和动作电位，从而导致心律失常和心肌收缩力下降。

LAST 的危险因素包括高龄患者、肝功能不全、妊娠、血浆蛋白降低的患者及高心排血量和低心排血量患者。

LAST 最常见的原因是周围神经阻滞、局部浸润和肿胀麻醉。

预防局麻药中毒的最佳方法是使用能达到阻滞效果的最低剂量。使用超声进行区域麻醉可以实时观察局麻药的扩散，还能有效防止血管内注射。

然而，超声并不能完全避免中毒风险，因为注射过程中还会存在伪影及没有显示针头的情况。减少局麻药中毒的另一种方法是分次注射和反复回抽。需要有足够的时间让你能监测患者的生命体征和神经反应，并发现血管内注射。

★ 诊断和临床表现

通常神经症状先于心血管症状，但并不总是如此。

- 神经症状
  - 口周麻木
  - 金属味
  - 耳鸣
  - 癫痫发作
  - 烦躁
  - 意识消失
- 心脏体征
  - 心动过缓
  - 低血压
  - 心律失常

★ 处理原则

一旦诊断为局麻药中毒后，应立即开始治疗。

- 紧急呼叫帮助。

☆★☆☆

- 呼叫最近的具有抢救设施的医院。
- 气道管理：吸入纯氧，如有必要进行气管插管。
- 使用咪达唑仑抑制癫痫发作。
- 高级生命支持。
- 20% 的脂肪乳剂：如果体重 < 70kg，给予 1.5ml/kg；如果体重 > 70kg，则给予 100ml，给药时间大于 2 ~ 3min。
- 之后以 0.25ml/kg 的速度持续输注 20% 脂肪乳剂。
- 根据需要，可重复使用 20% 的脂肪乳剂（30min 内上限约为 12ml/kg）。
- 考虑再开放一条外周静脉通路或开放中心静脉通路及动脉穿刺测压来进行复苏治疗。
- 目标是要避免酸中毒和缺氧。
- 等患者稳定后，转院至最近的医院。

由于可能复发，在局麻药中毒后应对患者监测至少 12h。

根据 2017 年美国区域麻醉学会更新的指南：局麻药中毒很可能发展为严重的紧急事件，应在能保证气道通畅的前提下立即开始脂肪乳剂治疗。

气道着火

任何手术都可能发生着火，但气道着火需要有重要的预防措施和治疗计划。发生着火需要 3 个因素：助燃剂、火源和燃料。在密闭的系统中，助燃剂通常为氧气或笑气。火源通常来源于外科手术，如激光、热探头或电刀。燃料可以是海绵、洞巾、手术衣、含酒精溶剂和气管导管。气道着火风险最大的外科手术包括扁桃体切除术、头颈部手术、气管切开术和喉乳头状瘤切除术。

★ 预防

预防总是最好的，需要与手术室团队、麻醉医生和外科医生协调，以将气道着火风险降至最低。

目标
- 如果是开放式输送系统，吸入氧浓度（FiO_2）小于 30%。
- 避免使用笑气。
- 如果需要使用高 FiO_2，则使用密封气体输送系统同时给气管导管气囊封闭。
- 使用易燃的皮肤消毒剂，必须等干燥后再铺巾。
- 尽量减少气道周围使用洞巾。
- 弄湿纱布和海绵。

☆ ☆ ☆ ☆

- 外科医生和麻醉医生之间须不断沟通。
- 监测吸入和呼出的氧浓度。
- 对于激光手术，使用防激光气管导管和充满生理盐水或染料指示剂的套囊。

治疗措施

如果怀疑气道着火，应立即按以下措施采取行动：

- 寻求帮助并通知外科医生和手术室团队。
- 外科医生应该拔除气管导管并向气道内注入生理盐水。
- 麻醉医生应断开麻醉药的呼吸回路以切断氧源。
- 外科医生应该评估气道是否有其他碎片异物和气道损伤。
- 给患者重新进行气管插管并用室内空气进行机械通气。
- 手术室团队应移除患者身上的所有布单和任何潜在易燃材料。
- 用盐水、水或阻燃物扑灭燃烧的材料。
- 将患者转移到最近的医疗机构接受进一步治疗，并严密监测气道水肿的情况。

停电

因为停电没有系统的警告服务，所以有时候不知道哪里发生停电。停电最常见的原因是备用发电机同时发生故障，通常与开展建筑工程有关。极端天气和区域停电是停电的常见原因。当备用电源出现故障时，重要的是要知道哪些设备会受到影响，以及哪些设备有备用电源。

- 可能受到影响的设备
  - 电话、呼叫器、Wi-Fi、电子病历。
- 有备用电源（固有备用电源）的设备
  - 麻醉机、挥发罐、医用气体、便携式监护仪、便携式吸引器、便携式输液泵。
- 备用电源有限（无备用电源）的设备
  - 灯、液体加温器、经食管超声心动图、墙吸、腔镜机组、气体分析仪、电外科设备。

当发生停电时：

- 确认呼吸机正在工作，并使用有备用电源的带有挥发罐和氧气供应的设备。
  - 如果呼吸机没有工作，则使用微量泵进行全凭静脉麻醉，并使用带有电子的高压钢瓶给氧同时使用呼吸皮囊通气。

☆ ☆ ☆ ☆

      ■ 当电池耗尽后可能还需要更改策略。

    ○ 通过手电筒、手机和喉镜获得额外的光线。

      ■ 打开门和窗帘。

    ○ 如果监护仪出现故障，使用便携式监护仪或除颤器，或搭脉搏和定时手动测血压。

      ■ 给大楼的工程部打电话，确定是否其他手术室也断电。

  ● 如其他手术室未断电，检查回路电闸，拔下上次插入的设备。

    ○ 决定是否因为着火而需要撤离该楼。

模拟教学训练及应急预案

对于每个日间手术中心来说，制订适合其特定患者群体和医院的应急和灾难计划是非常重要的。为了评估该计划是否有效，有必要对临床相关场景实施教学模拟培训。手术中心主管应制订抢救计划，并召开汇报会，识别紧急情况并在其发生前予以解决。已证明定期和重复进行模拟教学训练可提高应对紧急事件的准备程度，确保患者获得最佳治疗效果。

有效的应急预案：创建标准的应急响应流程，为组员分配角色，进行持续的模拟训练。斯坦福麻醉认知辅助小组的急救手册是为紧急事件处理提供信息的优秀资源。为紧急事件做好准备是减少患者的并发症和减轻从日间手术中心到医院转移压力的最佳方式。员工个体的准备工作对于优化应急响应也至关重要，应该成为模拟训练的一部分。日间手术中心的工作人员都应该知道所有急救药物、困难气道设备和急救车的位置在哪里。每天都应检查这些设备，以保证处于备用状态。建议进行全面的团队训练而不是表面工作。

此外，制订基于院外独立手术中心的清单，以及应急模拟演练的日程表也很有帮助。这份清单不仅有助于确保在医学上没有任何遗漏，而且确保每个人都有自己明确的角色。该中心必须知道是谁通知最近的医院。如果需要，谁将与患者一起前往医院，以及谁将帮助监测手术室中的其他患者，所有这些角色都应该预先确定，以防止在紧急情况下出现混乱。

最后，在危机管理过程中，沟通和记录都非常重要，而且通常是具有难度的，尤其还涉及需要快速转移到另一个医院的情况。接收患者医疗机构里的工作人员也必须获得有关患者的病情、目前发生的紧急情况和干预的措施等重要信息。转移过程中如有较长时间延迟，未能传达患者的相关信息都可能导致患者预后不佳。

模拟演练

- 确定 CPR 的角色
  - 导师
    - 计划和评估演习
    - 制订正确的行为
    - 对团队进行复盘
  - 组织者
    - 获取应急设备和相关物品
  - 团队主管
    - 启动计划并下达命令
  - 应急响应者
    - 启动心肺复苏流程
  - 记录者
    - 记录时间、药物、事件的顺序
  - 沟通者
    - 收集患者的病历和信息
    - 向他人传达紧急情况
- 实施模拟教学场景
  - 向团队人员提供指示
  - 明确每个人的角色
  - 提供应急突发场景
  - 开始场景模拟
    - 每个人都应履行自己的角色职责
- 导师应制订紧急事件的清单并制订正确的抢救计划
- 进行复盘
  - 在每次训练完成后立即进行
  - 获得如何提高训练的反馈
  - 提问
    - 哪里做得不足?
    - 哪里做得较好?
    - 如何进行提高?
- 实施正确的抢救计划
  - 告知团队所有人哪些地方需要纠正

小结

日间手术中心的紧急事件不太常见，但是由于人员和物资有限，容易受到应急响应不足而导致严重后果。每个日间手术中心都必须为这些罕见的事件做好准备，工作人员要接受教育并参加例行的模拟演习。必须充分利用日间手术中心有限的资源，稳定患者的病情，并将患者转移到更好的医院，以便进一步地检查、用药和治疗。日间手术中心的应急反应，通过经常性的模拟演练来实现标准化，可在资源较少的情况下，优化应急响应。

第 5 章
全关节置换日间手术的麻醉

Adam W. Amundson, MD; Jason K. Panchamia, DO; Adam K. Jacob, MD

关键词
● 门诊患者 ● 日间手术 ● 关节镜 ● 全膝关节置换 ● 全髋关节置换

重点
● 手术前应先筛选合适的患者，进行患者全身状况的优化，同时确立疼痛治疗、出院回家后的治疗及康复的目标。
● 从手术当日早晨就应开始实施多模式的、阿片类药物节俭的镇痛方案。
● 术中的麻醉管理方案应更益于促进患者术后的康复、恶心呕吐的管理及早期活动。
● 应建立出院后早期随访系统，以监测疼痛的管理、物理治疗的进展，并解决患者和家属可能存在的问题或担忧。

引言

全膝关节置换术和全髋关节置换术是美国最常见的两种外科手术。以前因为疼痛、活动受限、感染风险的影响，医生和患者都曾认为行全关节置换术至少需要住院数天。但是由于新支付模式的出现和对降低医疗成本的需求，已迫使关节置换术需要进一步评估并最大幅度地降低全膝关节置换术或全髋关节置换术的各种医疗成本。关节置换术的最大可变成本包括住院期间和出手术室后康复期间每天的住院费，以及在专业护理机构的费用。因此，尽量缩短住院时间和减少专业护理设备废弃废用能明显减少医疗支出。更重要的一点是，相比之前长时间住院而言，缩短住院天数和在专业护理机构的时间不仅不会对患者的安全和满意度造成影响，相反还会降低围手术期并发症的发生。

患者对提早出院担忧的最常见的原因是他们担心疼痛会难以控制、康复缓慢、并发症和术后会依赖他人。如果这些问题都能够解决，那患者就更愿意在家康复而不是在医院。通过加速外科康复临床路径，可把住院时间显著缩短至行全关节置换当天。通过改进手术技术、术前宣教、使用区域麻醉技术但不影响肌力、阿片类药物节俭的多模式镇痛方案、渐进式的康复计划，有助于成功地完成全关节置换日间手术。

患者的选择和日间手术的成功率

许多骨科都正在努力开展门诊或日间的关节置换术计划。然而关节置换行日间手术并非对所有的患者都具有可行性和合理性。一个经验丰富的多学科医疗团队是关节置换日间手术成功的关键。选择适合的患者也是确保手术安全、有效的最重要因素。一些研究发现，影响关节置换行日间手术的患者当天出院的主要障碍是患者的合并症和外科手术风险，如表 5-1 所示。

特别是冠心病、糖尿病、术前使用阿片类药物、严重疼痛、体重指数 > 40kg/m^2、外周血管疾病、慢性阻塞性肺疾病、充血性心力衰竭、肝硬化、慢性肾病、年龄 > 70 岁或更高的 Charlson 合并症指数是导致患者当天出院失败的风险增加、出院后再入院率增加和不适合行关节置换日间手术的原因。手术量小和手术时间超过 120min 的医院也不适合行关节置换日间手术。为了对适合行关节置换日间手术的患者做好准备，术前需要对患者进行全身状况的优化，术后疼痛管理和物理治疗（PT）也需要进行术前宣教。在过去的 5 年里，通过严格遵守筛选标准、不断完善具体的手术临床路径、从患者出院失败的常见原因中获取经验，已使得关节置换日间手术的成功率大幅增加。

表 5-1 当日出院常见的纳入和排除标准

纳入标准	排除标准
年龄 ≤ 70 岁	冠心病
ASA 分级 I 或 II 级	慢性阻塞性肺疾病
单侧膝关节或髋关节	心力衰竭
血红蛋白 > 100g/L	肝硬化
有家庭援助	慢性肾病
能独立行走	HIV
BMI < 40kg/m^2	术前阿片类药物使用史
没有骨折	慢性疼痛（如纤维肌痛）

☆ ☆ ☆ ☆

★ 术前评估

通过初步筛选后，患者应接受正式的医疗评估的原因：

（1）确定是否有导致不能当天出院的相关病史和（或）体格检查结果。

（2）手术风险评估。

（3）全身状况优化。

通过全面的检查能发现一些影响围手术期手术结局的因素，特别是对骨科手术。例如，术前贫血或有抗凝药物服用史会增加围手术期输血的风险。合并有慢性肾病时可能需要改变多模式镇痛的方案，特别是要慎用非甾体抗炎药。术前滥用阿片类药物可能会导致患者术后疼痛评分升高，阿片类药物用量增多，还可能导致患者再次住院。尽管最初这些因素都不适合患者行关节置换日间手术，但术前可以通过全身状况优化和康复治疗来改善这些问题，并使这些患者能有机会在门诊成功地完成手术。虽然根据患者的合并症不同而行个体化的麻醉管理方案，但是共同遵循加速康复外科临床路径对手术的成功至关重要。

★ 多模式镇痛和阿片类药物节俭的麻醉技术

下肢关节置换术患者多模式镇痛中采用周围神经阻滞有利于疼痛的管理、减少阿片类药物的用量、减少阿片类药物相关的不良事件、缩短住院时间、改善患者的预后。为了促进早期理疗和下床活动，根据最新的加快出院的措施，已出现结合多种不影响肌力的镇痛技术的手术特异性的临床路径。这些技术的概念是优先阻断感觉神经而保留术侧肢体的运动。这些技术可以单独使用，或者更常见的是合用从而起到完善镇痛的作用。

关节周围注射（局部浸润镇痛）

关节周围浸润（PAI）也称局部浸润镇痛或关节腔封闭，是指在膝关节置换或髋关节置换物植入前由外科医生在膝关节或髋关节周围组织注射局麻药（图 5-1，见彩图）。关节置换术中行关节周围注射时常见的解剖结构包括后囊、覆盖在股骨远端内侧和外侧的滑膜、髌上囊、关节内外侧韧带、皮下组织。全髋关节置换术的关节周围注射是在股骨颈滑膜，髋关节囊的前方、下方、后方，股骨粗隆滑囊，覆盖在髂筋膜上的浅表组织及皮下组织进行注射。虽然注射技术有显著性差异，并且注射用药也存在个体化差异，但大量研究一致发现单独使用关节周围注射或与其他区域麻醉技术联合使用都能在关节手术中提供良好的镇痛作用。大多数关节周围注射时根据体重计算长效局麻药的剂量（布比卡因、罗哌卡因、布比卡因脂质体）并混合多种佐剂（肾上腺素、酮咯酸、甲泼尼龙、吗啡），配制大容量（80～120ml）。虽然长效局麻药的种类不影响整体疼痛的控制，但是混合佐剂使用可增强镇痛作用。单次注射技术的镇痛持续时间在 8～11h。

收肌管阻滞

收肌管阻滞（ACB）缓解疼痛的效果与传统的股神经阻滞相似，但收肌管阻滞不会影响股四头肌的运动功能，这对康复治疗非常重要。因此，在大多数最新膝关节置换术的加速康复临床路径中，收肌管阻滞已替代股神经阻滞。收肌管由缝匠肌的内侧缘和长收肌的内侧缘围成，延伸为内收肌裂孔，隐神经和膝降动脉分支从此裂孔出管。收肌管穿刺点位于髂前上棘和髌骨中点的稍远处。股内收肌（VAM）腱膜覆盖在收肌管的顶部，可以作为超声下辨认收肌管的标志。收肌管阻滞是在股内收肌深部靠近股浅动脉处注射局麻药（图 5-2）。股内侧神经在收肌管的外侧，可以通过额外注射或者近端扩散来单独阻滞（图 5-2）。

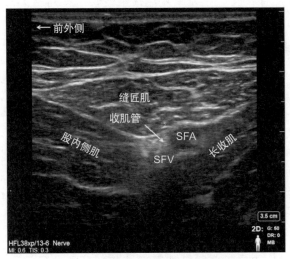

图 5-2　大腿中点远端处的收肌管超声解剖图
SFA. 股浅动脉；SFV. 股浅静脉

收肌管阻滞的另一种替代方法是缝匠肌下股神经阻滞（也称股三角区阻滞），它位于大腿中段，大约是在髂前上棘和髌骨之间（在收肌管起源的近端）。股三角区内有隐神经、股内侧肌支和股内侧皮神经。与收肌管阻滞相比，阻滞股三角区的神经可以对膝关节前内侧提供更好的镇痛效果，但是在临床试验中很少有关于这些阻滞方法对比的资料。缝匠肌下股神经阻滞是通过在缝匠肌后缘深部、邻近股浅动脉处注射局麻药来实现的。

放置导管进行连续阻滞可以延长对疼痛的控制，放置连续导管的考虑因素包括以下几点。

（1）在收肌管内放置连续导管可能会影响手术部位的消毒范围，因此，可能需要考虑在更近端放置导管。

（2）虽然连续收肌管阻滞可以有超过 24h 的术后镇痛作用，但是与单次收肌管阻滞相比，连续阻滞可能不会有额外的镇痛效果，因为没有发现这些方法的镇痛差异。

（3）患者回家后继续使用连续导管和镇痛装置需要患者和家属共同参与，并且需要有急性疼痛服务组织团队能为其提供随访的服务。

腘动脉与膝关节后囊间隙阻滞

腘动脉与膝关节后囊间隙阻滞（iPACK）作用于支配膝关节后方的坐骨神经分支，是全膝关节置换一种较新的阻滞技术。iPACK 是在超声实时引导下将局麻药注入腘动脉和股骨髁近端之间（图 5-3），从而阻滞膝关节后囊的感觉神经。最新研究表明，与 PAI 相比，iPACK 联合收肌管和股外侧皮神经阻滞在术后的镇痛作用时间略长。iPACK 通常联合收肌管阻滞（ACB）和 PAI 共同来达到更好的膝关节镇痛效果。

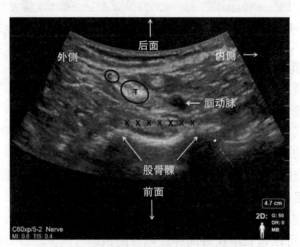

图 5-3　在腘窝区 iPACK 的超声解剖图
C. 腓总神经；T. 胫神经；X. 目标区

选择性胫神经阻滞

选择性胫神经阻滞也是全膝关节置换中一种相对较新的技术，胫神经在腘窝处与腓总神经分离后可以选择性地阻滞胫神经（图 5-4）。虽然胫神经阻滞会导致足内翻和跖屈运动阻滞，但是它保留了足背屈和外翻的运动，仍会有利于全膝关节置换术后康复。随着 iPACK 技术的出现和对 PAI 的广泛研究，选择性胫神经阻滞现已很少使用。

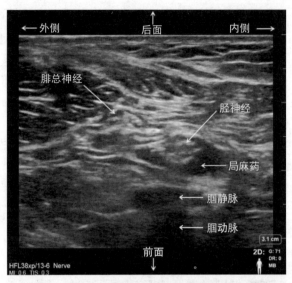

图 5-4　选择性胫神经阻滞的超声解剖图，局麻药包围胫神经周围

★ 多模式镇痛

多模式镇痛方案来源于疼痛信号从外周痛觉感受器至中枢神经系统的传导机制，它是指通过联合使用口服镇痛药、区域麻醉和（或）外科局部浸润技术来实现。多模式镇痛的目标是最大限度地控制疼痛，同时减少阿片类药物的使用。虽然最佳的镇痛药组合还尚未确定，但是多模式镇痛方案中常用的药包括右美托咪定、地塞米松、对乙酰氨基酚、非甾体抗炎药、氯胺酮和加巴喷丁。

右美托咪定

右美托咪定是 α₂ 受体阻滞药，当它用作外周神经阻滞药佐剂时（剂量为 50 ～ 100μg），可以延长单次外周神经阻滞的镇痛时间并能改善术后疼痛评分。虽然大多数的研究是评估右美托咪定在臂丛神经阻滞的应用，但也有新的研究右美托咪定在下肢神经阻滞的应用。此外，静脉使用右美托咪定不仅可延长腰麻时间，还能降低全关节置换术后谵妄的发生率，并且减少阿片类药物用量。神经周围或者静脉使用右美托咪定都可能会发生心动过缓和（或）低血压。

地塞米松

地塞米松是一种长效的类固醇激素，在围手术期有多种可能的用途。首先，地塞米松（4 ～ 5mg）用在麻醉诱导期是一种常见的、有效的、长效止吐药。其次，小剂量地塞米松（＜ 1mg）作为外周神经阻滞药的佐剂用于单次外周神经阻滞时能延长镇痛时间。最后，中等剂量地塞米松（8 ～ 10mg；1mg/kg）可作为多模式镇痛的一部分用于全关节置换术。最近一项研究对比行全膝关节置换和全髋关节置换的患者分别静脉注射地塞米松 8mg 和安慰剂（在切皮和术后 24h 注射），发现接受地塞米松治疗的患者会更早达到出院标准，同时吗啡使用量减少27%。值得注意的是，所有的患者均接受了多模式镇痛（包括 PAI），并且两组患者的并发症无显著性差异。此外，最新一项荟萃分析表明行全膝关节置换和全髋关节置换术的患者接受长效皮质类固醇激素可以减少围手术期疼痛、恶心呕吐和阿片类药物用量。

对乙酰氨基酚

常规使用对乙酰氨基酚是阿片类药物节俭策略、多模式镇痛方案的重要组成部分，但是全关节置换患者使用对乙酰氨基酚的适宜给药方式（静脉或口服）还有待商榷。从药代动力学的角度来言，静脉给药后血浆和脑脊液药物水平的增长速度比口服给药更快。然而一项随机临床试验纳入了 120 例行全膝关节置换或全髋关节置换术的患者，比较了多模式镇痛中静脉使用对乙酰氨基酚和口服使用对乙酰氨基酚的镇痛效果。具体方法是受试者被随机分为两组，一组术前静脉注射对乙酰氨基酚，另一组术前口服对乙酰氨基酚，然后术后 24h 内每 6 小时给药一次。予以静脉注射对乙酰氨基酚的受试者术后 4h 内疼痛控制有明显改善，然后两组受试者 4h 后的疼痛评分则无显著性差异，这一结果表明在剂量适当的情况下，没必要使用静脉对乙酰氨基酚。

非甾体抗炎药

过去因为担心非甾体抗炎药（NSAID）会影响骨质愈合，骨科医生不愿在围手术期对全关节置换术的患者使用非甾体抗炎药。最新证据表明，围手术期使用非甾体抗炎药可能不会显著影响骨质愈合，不使用非甾体抗炎药则可能会导致其他不必要的不良后果。众所周知，非甾体抗炎药和对乙酰氨基酚有协同镇痛作用，而且还能减少阿片类药物的使用量。此外，小剂量的酮咯酸也是关节周围浸润阻滞药的常用佐剂。

氯胺酮

已有研究证实围手术期使用小剂量（$0.15 \sim 1mg/kg$）氯胺酮可以减少阿片类药物用量，同时也能改善术后疼痛评分。虽然大剂量（$> 1mg/kg$）氯胺酮有镇静、致幻、认知功能障碍等不良反应，但是小剂量氯胺酮并没有这些副作用。而且小剂量氯胺酮也不会引起恶心呕吐、尿潴留、便秘。

加巴喷丁类药物

加巴喷丁类药物最初是作为抗惊厥药来研发和使用的，然而，随后又发现加巴喷丁类药物对病理性疼痛和急性疼痛的管理有效果。具体而言，加巴喷丁类药物可以降低组织损伤引起的背角神经元的高兴奋性，促进下行抑制，抑制炎症因子，以抑制疼痛。与加巴喷丁相比，普瑞巴林有更好的药代动力学特征，吸收快，生物利用度高，个体间差异小。加巴喷丁类药物对大多数动物模型中的炎性疼痛和术后疼痛均有效，但加巴喷丁类药物的临床作用结果却不是很一

☆★☆☆

致。药物剂量越大，同时合用阿片类药物时发生不良反应的风险越高，尤其是镇静和头晕。荟萃分析表明，术前单次给予加巴喷丁或普瑞巴林能降低术后疼痛、减少术后24h阿片类药物用量，但是加巴喷丁类药物的适宜剂量方案和给药时间长短还尚不清楚。

★腰麻与全身麻醉

一些大型的研究调查了不同麻醉类型与下肢全关节置换术的关系。这些研究结果虽然不是决定性的，但是略倾向于腰麻。一项对行下肢全关节置换术的40万名受试者进行的大型研究报道显示，行腰麻的患者30d内的并发症和死亡率更低，感染、肺炎和急性肾衰竭的风险较低。一项对29项研究进行荟萃分析的研究比较了全身麻醉和腰麻对全髋关节置换术和全膝关节置换术患者的影响，结果也表明腰麻患者住院天数缩短。

大量研究支持全关节置换术采用腰麻，但是实施腰麻必须要与术后尽快开始物理治疗（PT）的要求相平衡。腰麻残余作用引起的运动神经阻滞和直立性低血压都会干扰物理治疗的效果。因此，在进行腰麻时，必须考虑使用短效局麻药（如氯普鲁卡因、利多卡因、甲哌卡因）或小剂量布比卡因（加或不加佐剂，如芬太尼）。氯普鲁卡因一般推荐用于30min或者更短的手术，而利多卡因和甲哌卡因可根据给药剂量不同提供不同的持续时间。过去用利多卡因或甲哌卡因进行腰麻时最担心的是术后即刻至术后10d可能会出现短暂性神经症状（TNS）。TNS的特征性症状包括臀部、腿部、大腿疼痛，但无神经功能障碍或缺陷。之前一项大型观察研究表明，腰麻使用甲哌卡因时TNS发生率为7.4%，但最近文献报道的发生率更低。

★抗纤溶治疗

过去全关节置换术中失血量与术后的输血风险较高有关。严格的输血指南和术后更宽的贫血标准有利于降低输血率。此外，术中使用抗纤溶药物能进一步减少术中的出血量。最近一项关于全髋关节置换日间手术的调查发现，145例手术患者中有0.7%的患者因术后需要输血而转为住院。尽管术中可能会大量出血，但坚持严格的纳入标准和积极的血液保护技术将使患者的血流动力学更好地适应这些意外出血事件。

对行下肢关节置换的患者予以抗纤溶药物，如氨甲环酸（TXA）口服、局部或静脉给药，能显著降低输血的频率及其相关并发症。符合条件的行全髋关节置换术和全膝关节置换术的患者常规使用氨甲环酸已被美国区域麻醉和疼痛医学协会、美国髋关节和膝关节外科医师协会、美国骨科医师协会、髋关节协会和膝关节协会认可。已有大量研究发现，在全关节置换术中不同剂量和不同给药途径的氨甲环酸似乎都能减少围手术期失血量、降低输血相关风险。然而，支持多少剂量和什么给药途径的证据目前还不明确。

★ 物理治疗

物理治疗和积极康复是下肢关节置换术早期出院的基础。手术当天进行理疗既可以显著改善短期预后，如实现康复目标和缩短住院时间，又能改善全关节置换术后长期功能的预后。早期活动有助于医生通过自主运动来评估患者的疼痛并更好地预估患者额外所需的镇痛药。物理治疗方案可能会要求患者独自上床或者下床，独立坐椅子上或者从椅子上起身，走一定距离的路，走楼梯。一些理疗方案已经能更好地适应日间手术了，患者可以在康复期开始物理治疗，在达到目标后继续在家中进行理疗。

★ 出院标准

虽然医院或日间手术中心的离院标准因机构不同而各有差异，但亦有适用于所有患者共同的基本原则，如表 5-2 所示，这些标准包括：

（1）能正常进食且无明显恶心。

（2）口服镇痛药能有效控制疼痛。

（3）物理治疗评估与治疗。

（4）如果在家，可以走楼梯。

（5）血流动力学稳定。

（6）能排尿。

（7）出院后的环境安全。

麻醉医生通过创新的镇痛技术和方法来减少干扰患者出院和理疗的常见因素，已在促进患者早日出院方面起到非常重要的作用（表 5-3）。

表 5-2　日间手术出院的共同标准

在最少的帮助下可以步行 100ft（1ft=30.48cm）	口服镇痛药能有效控制疼痛
走楼梯（如果在家）	正常排尿
从床上下来站立和如厕	能进固体食物
血流动力学稳定	恶心控制得很好，没有呕吐
了解家庭治疗	出院后的环境安全并能得到积极的帮助

资料来源：改编自 Fraser JF, Danoff JR, Manrique J, et al. Identifying reasons for failed same-day discharge following primary total hip arthroplasty. J Arthroplasty 2018; 33(12): 3625, 已获许可 .

☆ ☆ ☆ ☆

表 5-3　不利于当天出院的常见因素

疼痛	尿潴留
恶心或呕吐	并发症
直立性低血压	肌肉无力或行动不便
出血	意识模糊
镇静	患者拒绝出院

最近一项对 106 例行全髋关节置换术的受试者的研究表明，患者手术当天未能出院的常见原因是受试者偏好，其次是头晕或低血压、无法达到理疗的目标、尿潴留、疼痛控制不佳。2009 年的一项研究评估了 150 例行全髋关节置换的日间手术患者，其中 38 例患者因继发了恶心、低血压、恶心合并低血压和过度镇静而影响其康复。其他一些研究也得到了类似的结果，都认为医疗团队应要预测并提前干预这些术后常见的问题。例如，恶心是麻醉后的常见症状，直立性低血压会进一步加重恶心症状。与镇痛方式一样，应采用超前的、多模式的方法来降低术后和出院后恶心呕吐的风险。在恢复期要密切关注患者的血流动力学状态，通过补液预防直立性低血压有助于患者顺利出院。此外，阿片类药物节俭策略及尽量避免应用长效镇静药和阿片类药物可能对防止术后镇静有重要作用。这些药物包括鞘内使用长效阿片类药物、羟考酮缓释剂和吗啡缓释剂。建议谨慎使用高剂量的加巴喷丁类药物，因为它们会引起复苏期间嗜睡。此外，已有研究发现能更好地抵消麻醉药和镇痛药镇静特性的方法，包括使用咖啡因能加速麻醉苏醒。四肢麻木和肌肉无力是阻碍患者物理治疗和早期下床的常见因素，这通常与腰麻药物残余作用相关。随着短效局麻药（如利多卡因和甲哌卡因）重新使用，恢复时间的更加可预测性使得患者能更早康复。腰麻和使用全身性阿片类药物后尿潴留也是影响患者出院的常见原因。应特别注意要减少这些不良反应并减少可能会导致这种不良反应的一些因素。

小结

现在越来越多的人意识到了要为全关节置换的患者提供更经济实惠、更有价值的医疗服务。在行全关节置换术时最昂贵的因素之一是在患者术后住院期间的费用。如果可以避免住院，医疗费用可降低 20% 甚至更多。值得庆幸的是，骨科手术后的疗效和围手术期并发症不会受住院时间缩短的影响，反而可能会因缩短或减少住院时间而得到改善。因此，建立全关节置换日间手术计划已成为一种趋势。

麻醉医生在这些患者的围手术期管理中起着至关重要的作用。应在术前进行合理筛选和选择，医疗优化，并确定关于镇痛方案、家庭医疗和康复的目标。在手术当日早上就应开始实施多模式的、阿片类药物节俭的镇痛方案，术中麻醉管理应以促进快速康复、控制恶心和早期下床活动为目标，以达到能在手术当日可以出院的标准。最后，为了最大限度地减少患者再入院或急诊就诊的可能性，有必要建立一个出院后早期随访的系统，以监测疼痛的管理、物理治疗的进程，并解决患者和家属可能存在的问题或担忧。

第 6 章
日间手术麻醉医生的区域麻醉技术

Alberto E. Ardon, MD, MPH[a] ; Arun Prasad, MBBS, FRCA, FRCPC[b] ;

Robert Lewis McClain, MD[c]; M. Stephen Melton, MD[d],

Karen C. Nielsen, MD[d]; Roy Greengrass, MD, FRCP[e]

关键词
- 区域麻醉 • 日间手术镇痛 • 周围神经阻滞 • 臂丛神经 • 胸神经阻滞
- 腹横肌平面阻滞（TAP）• 椎旁神经阻滞（PVB）• 腘窝阻滞

重点
- 对于日间手术，区域麻醉可以增强术后疼痛控制，并能改善围手术期患者结局。
- 神经阻滞适用于很多日间手术。
- 正确的神经阻滞技术有助于将不良事件的风险降至最低，本章将会详细讨论。

引言

良好的疼痛控制对日间手术至关重要。术后疼痛控制不良会导致恢复延迟，不能日常活动，并增加慢性术后疼痛综合征的风险。区域麻醉的使用可成为麻醉医生行日间手术时应对术后严重疼痛的重要工具。已证明，区域麻醉可以增强术后镇痛并提高患者的满意度。周围神经阻滞可以减少患者对阿片类药物的需求，从而降低患者术后恶心呕吐的风险，改善其精神状态，减少瘙

[a] Department of Anesthesiology, University of Florida Jacksonville, 655 West 8th Street, Jacksonville, FL 32209, USA; [b] Department of Anesthesiology, University of Toronto, Women's College Hospital, Mc L 2-405, 399, Bathurst Street, Toronto, Ontario M5T 2S8, Canada; [c] Department of Anesthesiology and Perioperative Medicine, Mayo Clinic Jacksonville, 4500 San Pablo Road, Jacksonville, FL 32224, USA; [d] Department of Anesthesiology, Duke University Medical Center, Duke University Medical Center, DUMC Box #3094, Stop #4, Durham, NC 27710, USA; [e] Department of Anesthesiology and Perioperative Medicine, Mayo Clinic Jacksonville, 4500 San Pablo Road, Jacksonville, FL 32224, USA

☆ ☆ ☆ ☆

痒发生率，从而提升日间手术中心的出院率。本章回顾了上肢、躯干和下肢的阻滞，使我们为日间手术的临床麻醉提供神经阻滞的实用性同时让患者得到最大的受益。

上肢阻滞

★ 肌间沟臂丛神经阻滞

肌间沟臂丛神经阻滞（ISB）作用于颈神经根部，主要包括 $C_5 \sim C_7$ 阻滞，并可涉及 $C_3 \sim C_4$。肌间沟臂丛神经阻滞可以避免吸入麻醉药的使用、减少阿片类药物的使用及阿片类药物相关的副作用、减少因疼痛而醒来的次数并能改善术后镇痛和康复。对肩袖损伤修补的患者而言，与单次肌间沟臂丛神经阻滞相比，连续 7d 的肌间沟臂丛神经阻滞可以改善镇痛效果，减少对阿片类药物的需求。肩关节成形术的日间手术患者的镇痛可以通过在家中行连续肌间沟注射来实现。

手术指征

肌间沟臂丛神经阻滞可为肩关节和近端手臂手术提供手术麻醉和术后镇痛。

超声引导下的阻滞技术

扫描技术：将 $6 \sim 15MHz$ 的线性超声探头放置在锁骨上窝的冠状斜平面上。在横截面中可见低回声臂丛神经干或分支，在高回声的第 1 肋骨上方的横截面中可见低回声锁骨下动脉的后外侧。沿头侧方向移动超声探头，可见位于前斜角肌和中斜角肌之间的臂丛神经干和神经根。传统上所谓的前斜角肌和中斜角肌之间的神经根像红绿灯显像，可以是 C_5、C_6 和 C_7，但也可能只是 C_5 和分开的 C_6（图 6-1，见彩图）。在某些情况下，C_5 和 C_6 可穿过前斜角肌，或在前斜角肌之前行进。

穿刺技术和针尖终点：从超声探头的外侧端进阻滞针，保持与射束在同一平面上，可直接观察到针尖的推进情况、局部麻醉药扩散情况和神经周围导管留置情况。针尖应位于 $C_5 \sim C_6$ 神经根的后外侧空间，中斜角肌的前内侧空间，以避免神经内注射，或者可以平面外进针，在超声探头的中线上进阻滞针。阻滞针应沿头尾方向推进，针端指向 C_6 神经根。

标准的局麻药剂量

标准剂量为 0.5% 罗哌卡因 $15 \sim 20ml$。

临床要点与潜在的并发症

当使用标准容量进行肌间沟臂丛神经阻滞后，短暂膈神经（$C_3 \sim C_5$）阻滞导致同侧半膈肌麻痹的发生率为 100%。因此，对于先前患有肺部疾病且无法忍受肺功能可能降低 25% 的患者，应避免行肌间沟臂丛神经阻滞。肌间沟臂丛神

☆☆☆☆

经阻滞后的其他不良反应还包括短暂的颈部交感神经阻滞的霍纳综合征，以及暂时性喉返神经阻滞导致的声音嘶哑。

★锁骨上臂丛神经阻滞

锁骨上臂丛神经阻滞在神经干及分支上进行。这种阻滞可为中段以下的上肢手术提供可靠、完全的麻醉。锁骨上连续导管可用于上肢远端手术的术后镇痛。

手术指征

锁骨上臂丛神经阻滞可用于肱骨远端、肘部、前臂、腕部或手部手术。

超声引导下的阻滞技术描述

扫描技术：将 6 ～ 15MHz 线性超声探头放置在锁骨上窝的冠状斜平面上。然后，在高回声第 1 肋骨前方的横截面上可见臂丛神经在血管周围位置。在这个水平上，神经干和分支出现在低回声的锁骨下动脉的后外侧和上方（图 6-2，见彩图）。

穿刺技术和针尖终点：从超声探头的外侧端进阻滞针，并沿射束平面推进，可直接观察到针尖的推进情况、局麻药扩散情况。针尖进入中斜角肌和臂丛神经鞘后外侧下 1/3 之间的空间中。通常穿刺针穿过筋膜有明显的突破感，然后逐步注入局麻药，以打开神经周围间隙，并为穿刺针沿中斜角肌前内侧边缘进一步向锁骨下动脉处间隙推进创造一个安全通道。针尖应位于筋膜下的间隙里。

标准的局麻药剂量

标准的局麻药剂量为 0.5% 罗哌卡因或布比卡因 20 ～ 25ml。

临床要点与潜在的并发症

与肌间沟臂丛神经阻滞相比，锁骨上臂丛神经阻滞引起的膈神经（$C_3 \sim C_5$）阻滞发生率低，由此导致的同侧半膈肌麻痹发生率低。尽管如此，对于患有既存肺部疾病且可能无法耐受肺功能降低的患者，仍应谨慎考虑使用这种阻滞。

★锁骨下臂丛神经阻滞

锁骨下臂丛神经阻滞主要作用于臂丛神经束，为手臂中部以下的上肢提供麻醉。臂丛神经的外侧束、后侧束和内侧束因其在腋动脉周围的位置而得名。由于锁骨下方置入神经阻滞连续导管不易活动，因此该位置的神经周围导管比较稳定。

手术指征

锁骨下臂丛神经阻滞可用于肘部、前臂、腕部或手部手术。

超声引导下的阻滞技术

扫描技术：将 6 ～ 15MHz 线性超声探头放置在胸部的三角外凹槽的矢状面

☆ ☆ ☆ ☆

内。在这个水平上，可以在胸大肌和胸小肌深处的横截面中观测识别到高回声的神经束、低回声的搏动性腋动脉和低回声可压缩性腋静脉（图 6-3，见彩图）。

穿刺技术和针尖终点：从超声探头的上端进阻滞针，并沿射束平面推进，可直接观察到针尖的推进情况、局麻药扩散情况。将针尖置于动脉后方，局麻药沿动脉周向扩散，表明成功的可能性较高。

标准的局麻药剂量

标准剂量为 0.5% 罗哌卡因 20 ～ 30ml。

临床要点与潜在的并发症

与肌间沟臂丛神经阻滞和锁骨上臂丛神经阻滞相比，锁骨下臂丛神经阻滞引起的膈神经（$C_3 \sim C_5$）阻滞发生率非常低，因此不易导致同侧的膈肌麻痹。但穿刺针推进过深，则可能会导致气胸的并发症。

★腋路臂丛神经阻滞

腋路臂丛神经阻滞主要作用在臂丛神经的末端分支，通常需要额外阻滞肌皮神经来提供整个前臂的镇痛。

手术指征

腋路臂丛神经阻滞可用于肘部、前臂、腕部和手部的手术。

超声引导下的阻滞技术

扫描技术：将 6 ～ 15MHz 线性超声探头以前后方向放置在腋下皱襞处。在低回声腋动脉附近，神经可表现为圆形至卵圆形的低回声或高回声结构（图 6-4，见彩图）。末端分支在动脉周围的位置可能存在一些变化，但最常见的是桡神经位于动脉的后方，正中神经位于前方，尺神经位于内侧。肌皮神经可见在喙肱肌内或更靠近血管周围的位置。

穿刺技术和针尖终点：在超声探头的前外侧端进阻滞针，并沿射束平面推进，可直接观察到针尖的推进情况、局麻药扩散情况。如果无法识别单个神经分支，可在动脉周围注射局麻药。注射前和注射后，可以释放探头上的压力，以评估局麻药在血管周围（但不是血管内）的扩散情况。

标准的局麻药剂量

标准剂量为 0.5% 罗哌卡因 20 ～ 30ml。

临床要点与潜在的并发症

目前尚未有关于腋路臂丛神经阻滞导致的膈神经麻痹的记录，因此该技术是严重肺部疾病患者的最佳选择。此外，腋路臂丛神经阻滞对抗凝患者也非常合适，因为一旦出现任何意外的血肿都可被迅速准确按压止血。

☆ ☆ ☆ ☆

躯干阻滞

★椎旁神经阻滞

椎旁神经阻滞（PVB）可以同时阻滞多个神经根，它们从椎间孔穿出，可以根据皮区分布来判断镇痛效果。椎旁间隙是与椎体相邻的一个楔形的空间。椎旁间隙前外侧为壁胸膜；后方为上肋横突韧带（胸部水平）；内侧为椎体、椎间盘和椎间孔；以及上下节段的肋骨头部（图6-5）。椎旁神经阻滞还可以置入连续导管进行持续镇痛，与椎管内镇痛相比更具优势。

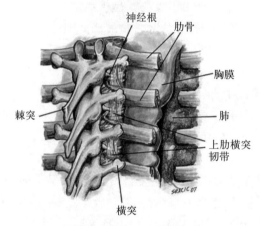

图6-5　椎旁间隙位于上肋横韧带的前方

摘自 Greengrass RA, Duclas R. Paravertebral blocks. Int Anesthesiol Clin 2012; 50(1):57; 已获许可

手术指征

- 乳腺癌手术。
- 腹股沟疝修补术。
- 切口疝、脐疝、腹壁疝修补术。
- 任何胸壁或腹壁手术。
- 开放的肾手术、胆囊切除术、阑尾切除术。
- 乳房切除伴乳房重建术。

对于腹股沟疝修补术，与全身麻醉相比，椎旁神经阻滞可以明显减少阿片类药物的需求，减轻疼痛并加速患者的恢复。与全身麻醉相比，椎旁神经阻滞还可缩短首次排尿时间、术后尿潴留时间、恢复室停留和住院时间。

超声引导下的椎旁神经阻滞技术

椎旁神经阻滞可采用体表解剖定位或超声引导技术进行。由于许多麻醉医生使用超声引导下进行阻滞，笔者建议读者参考 Greengrass 和 Duclas 的一篇综述文章，里面详细描述了体表解剖标识这种方法。

☆ ☆ ☆ ☆ ☆

体表解剖标识：麻醉医生应确定哪些皮区节段涉及手术区。例如，对于乳房切除术加腋窝淋巴结清扫术，常规阻滞为 $T_1 \sim T_6$。对于腹股沟疝修补术，阻滞节段为 T_{11}、T_{12} 和 L_1。识别每个节段的棘突，并对其进行标记。在这些标记的中点开始，横向旁开 2.5cm 处进针（图 6-6）。

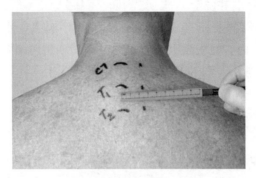

图 6-6 腋窝清扫水平
椎旁神经阻滞的进针部位通常位于中线旁开 2.5cm 处
摘自 Greengrass RA, Duclas R. Paravertebral blocks. Int Anesthesiol Clin 2012; 50(1):62; 已获许可

扫描技术：6 ～ 15MHz 线性超声探头适用于大多数患者，但曲线探头可能对肥胖患者更适宜。在确定合适的手术节段后，首先横向放置探针以确认脊柱位置。然后将探头放置在矢状位中线旁开 2.5 ～ 3cm 处，超声显像横突的外侧部分和横突肋骨连接处。将横突置于探头中点正下方（图 6-7，见彩图）。

穿刺技术和针尖：将 22 号 Tuohy 针矢状位旁开从探头的中点以头尾向进针，并突破上肋横突韧带进入椎旁间隙（图 6-8）。无论是使用体表解剖标识还是超声引导技术，都必须将阻滞针朝向尾部，以尽可能减少神经和血管的损伤。负压抽吸没有液体后，注射局麻药后超声屏幕上会显示胸膜向下移位。

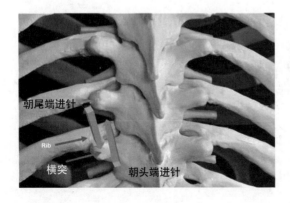

图 6-8 椎旁神经阻滞时穿刺针的移动路线
椎旁间隙长轴平面显示进针方向：朝尾端进针；朝头端进针。注：如果初始骨接触意外发生在肋骨上，则阻滞针可能会接触横突（朝尾端进针横突更浅）而不是胸膜（朝头端进针胸膜更浅）
摘自 Greengrass RA, Duclas R. Paravertebral blocks. Int Anesthesiol Clin 2012; 50(1): 64; 已获许可

☆ ☆ ☆ ☆

标准的局麻药剂量

标准的剂量为 0.5% 罗哌卡因 20～30ml。值得注意的是，大容量单次椎旁神经阻滞注射产生的麻醉效果似乎不如小容量多点每个特定皮区节段的注射可靠。

临床要点与潜在的并发症

与椎旁神经阻滞相关的并发症为血管内穿刺（3.8%）、胸膜穿破（1.1%）和气胸（0.5%）。然而，使用正确的体表解剖标识和超声引导，这类风险发生的可能性更小。

★**竖脊肌平面阻滞**

竖脊肌平面阻滞（ESP）是 2016 年首次提出的筋膜间平面阻滞，局麻药注射至竖脊肌筋膜下方。竖脊肌是位于脊柱两旁最深的肌肉，紧贴于神经根（图 6-7，见彩图）。但竖脊肌平面阻滞的作用机制还存在争议。最初，人们认为局麻药注射后会扩散至椎旁间隙，从而阻滞神经根。但是最近的尸体注射染色剂研究发现与这一理念相矛盾。注射局麻药似乎只能阻滞神经根后支；有学者认为感觉阻滞是通过局麻药的侧向扩散，阻滞了肋间神经的外侧皮支而产生。

手术指征

- 乳房手术。
- 腹壁疝修补术。
- 术后胸部神经病理性疼痛。

超声引导下的阻滞技术

体表解剖标识：与椎旁神经阻滞一样，确定并标记与手术皮区节段相关的棘突位置。在椎旁神经阻滞中，3/5 的注射液分布在尾侧，2/5 分布在头侧，与之不同，竖脊肌平面阻滞的大部分注射液分布在头侧和外侧，因此根据手术区域选择横突尾侧似乎是更合理的。

扫描技术：首先选择 6～15MHz 线性超声探头（对于病态肥胖患者则应使用曲线探头）横向放置以确认棘突。然后，将探头向外旁开 2.5cm，以确定横突外侧端；这与椎旁神经阻滞的超声显像技术相似。

穿刺技术和针尖终点：使用平面内或矢状旁技术，阻滞针进针后碰到横突，然后将针头从横突回退几毫米，并分次注射局麻药。超声显示局麻药扩散深入竖脊肌肌肉，在竖脊肌肌肉和横突之间的筋膜间平面内扩开。

标准的局麻药剂量

标准剂量为 0.5% 罗哌卡因 20ml。

临床要点与潜在的并发症

目前尚未有关于竖脊肌平面阻滞严重并发症的报道，但进针位置不当和局麻药毒性是最主要的问题。

★胸肌平面阻滞

有关胸神经阻滞（PECS Ⅰ阻滞和 PECS Ⅱ阻滞及前锯肌平面阻滞）的首次记录分别产生于 2011 年、2012 年和 2013 年。PECS Ⅱ阻滞和前锯肌平面阻滞通常与 PECS Ⅰ阻滞结合使用。

★ PECS Ⅰ阻滞

PECS Ⅰ阻滞是胸大肌和胸小肌之间注射局麻药的技术。该阻滞主要阻滞胸大肌和胸小肌之间来源于臂丛神经的胸内侧神经和胸外侧神经。

手术指征

- 乳腺手术（乳腺扩张器植入、胸廓下假体、植入物）。
- 胸肌下起搏器、输液港和肋间胸腔闭式引流管。
- 胸部创伤。

超声引导下的阻滞技术

扫描技术：将 6 ～ 15MHz 线性超声探头沿矢状位放置在锁骨下方，并往下向外侧移动，识别肌肉之间平面中的胸大肌、胸小肌和胸肩峰血管（图 6-9A，见彩图）。

穿刺技术和针尖终点：通过平面内入路，按从头端向尾端方向进针。直至阻滞针穿过胸大肌，刚好位于胸大肌和胸小肌之间。负压抽吸后，注射局麻药应使两块胸肌以卵圆形沿筋膜平面明显分离。

标准的局麻药剂量：0.5% 罗哌卡因 10 ～ 15ml。

临床要点与潜在的并发症

不在筋膜平面：肌内注射可见注射液呈局部团块状扩散，而不是椭圆形扩散。

血管损伤：应确保胸肩峰动脉的胸肌支不在穿刺的路径内。

★ PECS Ⅱ阻滞 / 改良胸神经阻滞

PECS Ⅱ阻滞是在胸小肌和前锯肌之间注射局麻药。该技术阻断肋间神经的外侧支和胸长神经，可为胸部和腋窝的外侧提供镇痛。

手术指征

乳房切除术、乳房广泛局部切除术伴腋窝淋巴结清扫术或前哨淋巴结活检。

超声引导的阻滞技术

扫描技术：将 6 ～ 15MHz 线性超声探头沿矢状位放置在锁骨下方，并向下向外侧移动，识别胸大肌、胸小肌和前锯肌（通常在第 3 肋或第 4 肋水平附近）

（图 6-9B，见彩图）。

穿刺技术和针尖终点：通过平面内入路，从头侧向尾侧方向进针。与 PECS Ⅰ 阻滞相类似的方式将针向前推进。但是，针对 PECS Ⅱ 阻滞，将针推进直至其穿过胸小肌，并刚好位于胸小肌和前锯肌之间。负压抽吸后，注射局麻药应使两层肌肉明显分离。

标准的局麻药剂量

标准剂量为 0.5% 罗哌卡因 10 ～ 15ml。

临床要点与潜在的并发症

首先进行 PECS Ⅱ 阻滞：通常建议先进行 PECS Ⅱ 阻滞而不是 PECS Ⅰ 阻滞，这样相关筋膜平面不会被进一步向后推，会导致超声显像所需的深度的增加。

★前锯肌平面阻滞

前锯肌平面阻滞是在前锯肌和肋骨之间注射局麻药的阻滞技术。该阻滞旨在麻醉肋间臂神经、肋间神经的外侧皮支（$T_3 \sim T_9$）及胸背神经和胸长神经。

手术指征

前锯肌平面阻滞可用于涉及前外侧胸壁上切口的手术，如胸腔引流管的置入，以及用于乳房重建或胸部整形手术。

超声引导下的阻滞技术

扫描技术：将 6 ～ 15MHz 线性超声探头放置在矢状面中胸廓的腋中区。在第 4 肋（乳头水平）水平进行阻滞，此处可见肋骨和上覆的前锯肌（图 6-9C，见彩图）。

穿刺技术和针尖终点：通过平面内入路，从头侧向尾侧方向进针。进针直至其穿过前锯肌并位于前锯肌和肋骨之间。负压抽吸后，注射局麻药应使前锯肌下方层的液性暗区扩张。

标准的局麻药剂量

标准剂量为 0.5% 罗哌卡因 20 ～ 25ml。

临床要点与潜在的并发症

以肋骨作为进针终点：将针尖置于肋骨上，可防止损伤胸膜。

★腹横肌平面阻滞

腹横肌平面（TAP）阻滞于 2007 年首次被描述为一种超声阻滞技术。该技术旨在阻滞下肋间神经、髂腹下神经和髂腹股沟神经。腹横肌平面阻滞也有用于脐以上的区域阻滞。

手术指征

腹横肌平面阻滞可用于下腹部手术（包括阑尾切除术、疝修补术、脐部手术和开腹子宫切除术）和剖宫产术。

超声引导下的阻滞技术

扫描技术：将 6～15MHz 线性超声探头横向放置于髂嵴上方腋前线中。向外侧移动探头，直至腹壁的三层肌肉显像：腹外斜肌（最浅）、腹内斜肌和腹横肌。腹膜腔位于腹横肌层深处，可通过肠袢的蠕动来识别（图 6-10）。

穿刺技术和针尖终点：平面内入路，从前往后外侧方向进针。阻滞针穿过腹外斜肌和腹内斜肌，在腹内斜肌下方和腹横肌上方的筋膜平面内可见注射液。

标准的局麻药剂量

标准剂量为每侧注射 0.5% 罗哌卡因 15～20ml。

临床要点与潜在的并发症

区分肌肉层：如果在区分 3 个肌肉层时遇到困难，可以从中线的腹直肌开始扫描，并向外侧移动探头来识别正确的 3 个肌肉层。通过注射少量生理盐水对合适的平面进行水分离，有助于针尖的准确定位。

肠损伤：虽然罕见，但如果不小心操作阻滞针进入腹膜腔，则有发生肠损伤的可能。

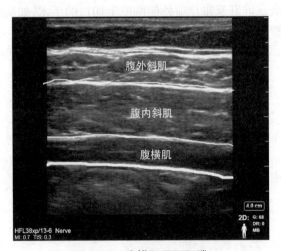

图 6-10　腹横肌平面阻滞

注射的目标位置是腹内斜肌和腹横肌之间的筋膜平面。图像下部可见低回声的肠腔

下肢阻滞

★股神经阻滞

股神经阻滞可以使大腿前内侧和小腿至足部内侧的感觉缺失。运动阻滞涉及股前肌肉群，包括股内侧肌、股外侧肌和股中间肌，以及缝匠肌和股直肌。股神经阻滞可导致明显的股四头肌无力。

☆　☆　☆　☆

手术指征

- 全膝关节置换术。
- 膝关节韧带修复。
- 涉及大腿远端前侧和（或）小腿和踝关节内侧的浅表手术。
- 股骨远端手术。

超声引导下的阻滞技术

扫描技术：将超声探头横向放置在腹股沟皱褶。股动脉很容易在屏幕上见到；如果见不到，则可能需要更深的显像或将探头向内侧移动。在股动脉的外侧和髂筋膜的深部，高回声结构即为股神经（图 6-11，见彩图）。

穿刺技术和针尖终点：可以平面内或平面外进针。当针向股神经外侧推进时，可见阔筋膜或髂筋膜隆起。同时，当针通过这些筋膜平面推进时，可能会感觉到突破感。当针尖穿过髂筋膜时可以停止进针。负压抽吸后注射局麻药，可见麻醉药包围神经周围。

标准的局麻药剂量

标准剂量为 0.5% 罗哌卡因 20 ～ 25ml。

临床要点与潜在的并发症

肌力减弱：膝关节上方的下肢会出现明显的感觉阻滞和肌力减弱。

股动脉损伤：应特别注意避免穿刺针接近动脉，因为股神经与股动脉彼此相邻。

★收肌管阻滞

收肌管是一个三角形的解剖结构，内侧为缝匠肌，外侧为股内侧肌，后侧为大收肌。在大腿近端区域（股骨三角附近），隐神经和股内侧肌神经位于同一筋膜平面内。移至大腿中 / 远端，仅隐神经在收肌管内。因此，在该水平的阻滞可以使沿大腿远端前内侧、膝前内侧和小腿内侧的一部分的感觉阻滞，但几乎不影响肌力。

手术指征

- 全膝关节置换术。
- 膝关节韧带修复。
- 涉及大腿远端前侧和（或）小腿和踝关节内侧的浅表手术。
- 股骨远端手术。

超声引导下的阻滞技术

扫描技术：患者处于仰卧位，从髂前上棘到股骨内侧髁画一条线；将超声探头置于该线的中点。将 6 ～ 15MHz 线性超声探头（套在无菌袖套中）放置在大腿的中点，可见缝匠肌和下方的股浅动脉和隐静脉（图 6-12，见彩图）。如果

☆　☆　☆　☆

这些结构不可见，可能需要向头端或尾端移动探头。

穿刺技术和针尖终点：以平面内或平面外的方式进针。将针推进缝匠肌下方的空间邻近股浅动脉处。负压抽吸后，应缓慢注射局麻药，以便注射的局麻药可以包围动脉并填充收肌管。

标准的局麻药剂量

标准剂量为 0.5% 罗哌卡因 10 ～ 15ml。

临床要点与潜在的并发症

有报道显示，大容量内收肌管阻滞后，有可能产生感觉阻滞和运动阻滞。

★ 腘窝神经阻滞

腘窝神经阻滞是指在腘窝上方的坐骨神经阻滞。胫神经和腓神经的支配区域会出现感觉阻滞，即除了腿和足的内侧，在膝关节下侧远端的整个腿部感觉缺失。预计膝盖远端腿部的所有主要肌肉组织都可能会出现运动缺陷，从而引起踝关节不能背屈和跖屈。

手术指征

- 踝关节成形术。
- 踝关节或近端足的手术。
- 跟腱修复术。
- 腓肠肌松解术。
- 胫骨或腓骨修复术。
- 前交叉韧带修复术。
- 全膝关节置换术。

超声引导下的阻滞技术

扫描技术：患者可以仰卧位抬高腿部，也可以侧卧位。将 6 ～ 15MHz 线性超声探头横向置于腘窝水平。腘动脉浅层应可见高回声神经结构（胫神经）（图 6-13）；如果未见，则可能需要倾斜一下超声探头。一旦观察到神经结构，探头向近端移动，直至观察到第 2 个高回声神经结构（腓神经）与最初观察到的神经相汇合。所需的神经阻滞点通常位于该分叉处的水平或紧邻该分叉处（坐骨神经；图 6-14，图 6-15）。要切记神经结构的深度。

穿刺技术和针尖终点：阻滞针以平面内方式进针，尽可能与神经结构深度等距，尽可能保持阻滞针与探头平行，以达到最佳的显影。进针的终点应该是针尖穿过坐骨神经旁鞘时，在超声成像上可见注射液隆起同时显示神经组织。当进针到坐骨神经旁时，针尖刺破鞘膜可以感觉到突破感。负压抽吸，注射局麻药后应可见其包绕神经周围，如果在坐骨神经分叉处进行穿刺注射，则可能扩大胫神经和腓神经之间的潜在空间。

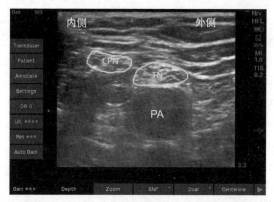

图 6-13　腘窝图像显示腘动脉（PA）浅表的两个独立高回声分别为腓总神经（CPN）和胫神经（TN）

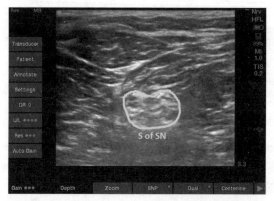

图 6-14　当超声探头向头端移动，屏幕上可见坐骨神经在此分开（S of SN）

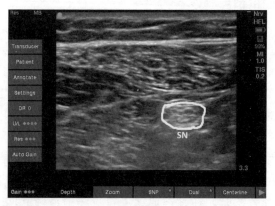

图 6-15　探头再向头端移动，显示坐骨神经（SN）为单一神经，被坐骨神经旁鞘所包裹

☆ ☆ ☆ ☆

标准的局麻药剂量

标准剂量为 0.5% 罗哌卡因 20 ～ 25ml。

临床要点与潜在的并发症

跌倒风险：膝关节远端的下肢会出现明显的感觉阻滞和肌肉无力。

部分镇痛：足部和踝部的感觉分布可能不符合预期的感觉神经分布模式，可能需要隐神经阻滞来实现充足的术后镇痛。

★ 腘动脉与膝关节囊间隙阻滞

腘动脉和膝关节囊间隙（iPACK）阻滞是对膝关节后部产生感觉的膝神经的阻滞。感觉阻滞仅限于膝关节后部。因为所涉及的神经是纯感觉神经，所以该区域的神经阻滞不会导致运动阻滞。尽管 iPACK 阻滞是一种相对较新的神经阻滞技术，但已有证据支持其在全膝关节置换术中的应用。

手术指征

iPACK 阻滞可用于全膝关节置换术、前交叉韧带修复术和涉及膝关节后侧的手术。

超声引导下的阻滞技术

扫描技术：患者可以仰卧位同时抬高腿部或侧卧位。将 6 ～ 15MHz 线性超声探头（或 2 ～ 5MHz 曲线探头）直接横向置于腘窝处，相当于腘窝神经阻滞的超声界面。一旦确定腘动脉，可能需要立即增加深度，以便于观察股骨髁内侧和外侧。同样，可能需要向内侧或外侧移动探头，以观察屏幕下方凹形的骨性结构（图 6-16，图 6-17，见彩图）。一旦识别出髁突，将探头向近心端滑动，直至在屏幕下方看到几乎水平的高回声线（图 6-18，见彩图）。这条线代表股骨远端的后部，是局部麻醉药浸润的部位。

穿刺技术和针尖终点：阻滞针以平面内进针方式，并以尽可能与目标骨性结构深度等距的方式进针。将针进到腘动脉和股骨后部之间的空间中。进针的终点应该是针引入屏幕的下方的对侧。负压抽吸后，应缓慢进行局麻药的注射，这样，当针头抽出时，全部的麻醉药溶液可沿着股骨的整个横向平面注入。

标准的局麻药剂量

标准剂量为 0.5% 罗哌卡因 15 ～ 20ml。

临床要点与潜在的并发症

可行性：超声扫描可显示腘动脉和股骨线之间较小的距离。在操作神经阻滞针时，某些患者可能无法采取充分的预防措施以避免动脉穿刺。同样，对病态肥胖的患者进行这种阻滞也有很大的难度。

★**踝关节阻滞**

踝关节阻滞通过阻滞腓肠神经、腓深神经、腓浅神经、胫后神经和隐神经，为整个足部提供麻醉或镇痛。

手术指征

踝关节阻滞可用于任何足踝远端手术，包括踇囊炎切除术、锤状趾矫正术、距骨手术和足底手术。

超声引导下的阻滞技术

患者处于仰卧位时，将两三块毯子放于其手术腿下方小腿远端的位置，以抬高足部，从而可以将超声探头放置在踝关节后方。所有神经于踝关节上方被阻滞。使用 6 ～ 15MHz 线性超声探头阻滞适当的神经。

胫后神经阻滞：探头横向放置在内踝后方，显示胫后动脉。神经显像在动脉后。使用 25G 阻滞针，采用平面内或平面外技术，在神经周围注射局麻药（图 6-19）。

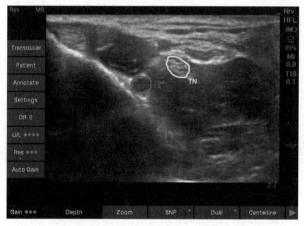

图 6-19　踝关节阻滞（内侧）
在胫动脉（TA）附近可见胫神经（TN）

腓深神经阻滞：探头横向放置在足背，显示胫前动脉。神经通常位于动脉的外侧，但也可在血管上方分叉处，在血管的两侧各有分支。使用 25G 阻滞针，采用平面内或平面外技术，将局麻药注射在血管的两侧（图 6-20，见彩图）。

腓肠神经阻滞：探头横向放置在外踝的后方，显示小隐静脉。使用平面内或平面外技术，使局麻药注射于静脉的两侧（图 6-21）。

从内踝后部穿过足部至外踝后部进行皮下阻滞，阻滞隐神经和腓浅神经。

标准的局麻药剂量

标准剂量为每条神经注射 0.5% 罗哌卡因 3 ～ 5ml，加皮下注射 10 ～ 15ml。

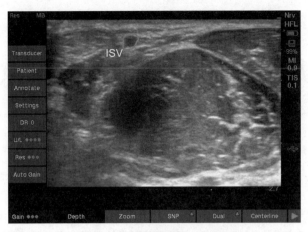

图 6-21 踝关节阻滞（外侧）

给超声探头轻轻施压时，可识别小隐静脉（LSV）。该区域注射局麻药可以阻滞腓肠神经

小结

区域麻醉可为日间手术患者提供诸多益处。合适的区域麻醉技术可以最大限度地提高患者舒适度，促进术后出院，是形成有效和高效的围手术期实践的重要组成部分。在日间手术中心，由知识渊博、技术熟练的麻醉医生实施区域麻醉，是提高患者满意度的优秀的驱动力。

致谢

在此感谢 Barys Ihnatsenka 医学博士（佛罗里达大学麻醉学副教授）在椎旁神经阻滞图像提供的帮助，并感谢 Shikha Bansal MBBS，医学博士（多伦多大学麻醉学系专科麻醉医师）对本文的贡献。

第 7 章
儿童日间手术麻醉的难点

Steven F. Butz, MD[a, b]

关键词

● 儿童日间手术 ● 术前评估 ● 出院标准 ● 哮喘 ● 睡眠呼吸暂停 ● 术后恶心呕吐（PONV）

重点

● 术前评估是成功实施日间手术的关键。需要评估儿科的常见问题，包括哮喘、呼吸道感染、早产、先天性综合征、睡眠呼吸暂停、先天性心脏病和肥胖症。

● 观察对比更差的患者结局相关的风险因素，并进行有效管理，可以最大限度地改善日间手术的患者结局。

● 效率是日间手术中心的主要特点，这种效率还要持续到手术结束后的恢复阶段，不仅要及时还要安全。

20 世纪 90 年代，日间手术激增。疾病控制中心的最新调查显示，2009 年美国有 5332.9 万例日间手术，其中 15 岁以下的患者手术有 326.6 万台次。这些病例平均分布在院外独立的日间手术室和医院的手术室内，主要手术为扁桃体腺样体切除术、鼓膜切开术和置管术、骨折切开复位 / 固定术、包皮环切术、内镜诊断操作。这些手术主要由社区医生来负责，但是他们并未接受过儿科麻醉的专科培训。

医疗保险和医疗补助服务中心将日间手术中心（ASC）定义：特别为不需要住院治疗的患者提供手术服务的独立实体，并且在入院后预计服务时间不超过 24h。这限制了有些手术不能进行，但大部分儿科手术麻醉符合 ASC 的要求。

[a] Medical College of Wisconsin, Milwaukee, WI, USA; [b] Children's Hospital of Wisconsin Surgicenter, 3223 South 103rd Street, Milwaukee, WI 53227, USA

☆ ☆ ☆ ☆

强大的 ASC 可以实施耳鼻喉科、骨科、普通外科、泌尿外科、眼科、整形外科、皮肤科、牙科、胃肠科，甚至神经外科、放射科和理疗科的各种专科病例手术。

ASC 的成功不仅取决于为每个病例准备好适宜的工作人员和设备，还取决于严格仔细的患者筛选。日间手术的成功实施基于可控的围手术期风险，常规流程的手术和麻醉可以使得日间手术结局可控，同时还来自于患者基本病情的可控。儿科手术中常见的需要延迟手术的疾病有哮喘、呼吸道感染、先天性心脏病、先天性综合征、镰状细胞性贫血、早产和恶性高热家族史。

哮喘

哮喘是儿童头号的慢性疾病。高反应性气道患者一般可以耐受麻醉，但筛查疾病是否处于活动期很重要。哮喘的特征是诱发因素导致气道的炎症反应而使支气管收缩，常见的诱因是呼吸道感染、运动和过敏。

在病史中应列出治疗和疾病控制的基本情况。通过用药史可以大致了解病情的严重程度。一些患儿病情较轻，仅偶尔使用沙丁胺醇即可，有些患儿则需要长期使用类固醇、白三烯抑制剂及 β 受体激动药。这些用药史可能比疾病严重程度更能反映医生治疗疾病的情况。在出现明显呼吸道疾病的患儿中，由呼吸道感染引发的哮喘并不罕见。如果你询问最后一次使用吸入药物时，通常父母都会告诉你可能已经好几个月了！

这些儿童如需要进行择期手术和气管插管下全身麻醉，在手术之前应该使用药物进行症状控制。如果儿童需要进行气道手术或需要气管插管下全身麻醉，术前给予鼻喷剂治疗可能是对患儿有益的。在术前电话中被确认患儿正处于哮喘发作期或最近因哮喘被取消手术的患儿，在术前接受为期 3d 的类固醇治疗可能会有帮助，但证据并不充分。患儿请"病假"行哮喘治疗的，他们可以继续治疗到手术当天。如果患儿到手术室时哮喘发作或者喘息明显，单次静脉注射类固醇需要数小时后才会产生效果，而且如果进行短小手术后，在麻醉恢复室处理患儿时可能用处并不大。

为了了解哮喘治疗的情况，一项针对以色列儿童肺科医生的调查显示了围手术期儿童哮喘的治疗不尽相同。不同年龄患儿，不同哮喘严重程度和控制情况，推荐的治疗建议也各不相同，但是都有一个相同的主题。大多数专家建议在没有长期控制的情况下，对轻度哮喘儿童使用速效 β 受体激动剂及吸入类固醇治疗。对接受强化治疗（长效 β 受体激动剂和吸入类固醇治疗）但控制不佳的青少年，大多数专家建议口服类固醇治疗。使用低剂量吸入类固醇就能控制良好的幼儿，可以在术前接受短效 β 受体激动剂。对于服用低剂量吸入类固醇但控制不佳的幼儿，大多数专家认为需要口服类固醇治疗。主题的核心是大家

☆ ☆ ☆ ☆

都建议在围手术期加强哮喘的治疗。

　　患儿在手术当天应该还是有机会改善其症状的，而不要轻易取消手术。如果哮喘的患儿入院后出现喘息，使用雾化治疗能够缓解，他们还是可以进行手术的。如果他们在入院时有发热、喘息不能缓解或血氧饱和度低于95%的情况，这些患儿通常容易在麻醉恢复室出现血氧饱和度下降，需要进一步的呼吸支持治疗，使他们情况稳定下来后才能离开。这些患儿可能需要再入院继续治疗，也是日间手术中心转入医院的大部分患者之一。

　　哮喘患儿也可能同时存在气道炎症情况，因此，其他的特异质性问题可能表现为对麻醉中常见的药物如肌肉松弛药和抗生素的过敏反应。有频繁类固醇使用史的哮喘患儿可能需要强化类固醇治疗。他们还会对静脉注射的类固醇也容易产生过敏反应。

呼吸道感染

　　临床实践中比较有争议的是因呼吸道感染取消手术的患儿多久可以再做手术。一项对麻醉医生的民意调查显示，他们通常会选择 2 ～ 4 周，但多数更倾向于 4 周。研究认为，细支气管树在呼吸系统疾病后 4 ～ 6 周仍会易受刺激，如果 6 周等待呼吸系统疾病完全缓解后再做手术是更好的选择。当然，这些假设都基于患儿只有单一的呼吸道疾病，没有在此期间再次发生呼吸道感染。耳鼻喉科患者有其疾病相关的病理特点，他们可能存在持续鼻塞及其他呼吸道疾病的风险。

　　以下是 Tait 和 Malviya 针对患有呼吸道疾病的儿童的治疗指南。首先需要评估手术是否紧急，或者鼻炎是否是非感染性的原因。如果是其中之一者，则继续下一步。对于有严重症状的患儿，手术应延迟，气管插管下全身麻醉需要进行风险和效益的评估，需要考虑的问题是患儿是否有哮喘史、是否需要气管插管、插管时间、气管导管气囊压力及团队治疗患儿的经验。如果由于任何原因导致风险评估不佳，应考虑推迟手术，直至患儿的呼吸状态恢复到之前的基线水平。低风险评估可表明患儿继续进行手术是安全的，但家属（适当时也包括患儿）需要被告知可能出现呼吸系统并发症的风险增加。

早产儿

　　1983 年，儿科医生意识到有早产病史婴儿的麻醉风险，早产儿容易死于术后的呼吸暂停。一系列的文献定义了儿童面临的风险，但他们都是小型的队列研究，且对呼吸暂停的定义也不完全相同。受精后周龄（postconceptual age，

PCA）是一个重要的概念，由妊娠周数加上年龄周数来定义。其他的替代概念有孕后周龄（PGA）或末次月经后周龄（PMA），其中 PMA 是从母亲妊娠前的末次月经的第一天开始以周为单位计算的。PGA 和 PMA 都比 PCA 要长 2 周。Liu 等将呼吸暂停定义为停止呼吸持续 15 ～ 20s，并发现经历呼吸暂停的年龄最大婴儿的 PCA 为 41 周。Welborn 领衔的研究小组发现，PCA 45 周以下的婴儿有呼吸暂停的风险，Kurth 的研究发现，在 PCA 55 周的婴儿中发现呼吸暂停。1995 年，Cote 博士结合了 8 项研究，创建了一个 255 名早产儿的队列研究。他确定呼吸暂停的危险因素与孕龄、受精后周龄和贫血（血细胞比容＜ 30%）有关。他还发现，大多数呼吸暂停发生在麻醉后 2h 内，但在某些情况下麻醉后10 ～ 12h 也可能出现呼吸暂停（表 7-1）。

　　幸运的是，早产儿进行择期手术大部分都不考虑日间手术。然而，对于早产儿行舌系带过短手术、多指手术和眼部检查等也是可以行日间手术的。60 周的 PCA 超过所有早产儿手术文献里的推荐时间，这个年龄的早产儿行日间手术相对比较安全。此外，对足月儿采用 45 周 PCA 实行日间手术也是可取的。对于任何在这么幼小的人群中实施麻醉的医生来说，建议让儿科专家再评估整个手术中心是否适合这么年幼的患儿实行日间手术。

表 7-1　早产儿呼吸暂停研究的总结

作者和年份	Liu 等，1983	Welborn 等，1986	Kurth 等，1987	Gregory 等，1983
婴儿（早产）	214 名（41 名）	86 名（38 名）	47 名（49 名）（其中两名婴儿发生 2 次）	214 名（41 名）
呼吸暂停时间	20s	15s	15s（如果伴有心动过缓暂停时间更短）	
呼吸暂停患儿最大的年龄	PCA 41 周以下，4 个月以下	PCA ＜ 45 周	PCA 55 周（PCA55 ～ 60 周）	
关键信息	麻醉可能会掩盖 PCA 41 ～ 46 周早产儿的通气缺陷	只有 PCA 低于 45 周的早产儿会有呼吸暂停，足月儿则没有	PCA ＜ 45 周的患儿需要在术后进行 36h 的监测，而 PCA 45 ～ 60 周患儿需要 12 ～ 24h 的监测	PCA ＜ 45 周的患儿需持续 18h 进行监测。如果可能，延迟手术，备好呼吸机

先天性心脏病

　　患有心脏病的儿童可以与成人采用大致相同的方式进行治疗。患有心力衰竭、一般健康状况不佳（发育不良）、发绀性心脏病或肺动脉高压的儿童心脏病患者术后病死率较高。评估之前有心脏病的患儿是否适合进行日间手术可能是

☆ ☆ ☆ ☆

一项挑战。可靠的经验法则是,不要对单心室的儿童做日间手术麻醉。这些患儿具有复杂的生理功能,不能很好地耐受正压通气,一旦这些患儿出现失代偿,就需要在高级别的儿科重症监护室或进一步需要儿科心脏病团队对其进行术后复苏治疗。与此类生理学相关的诊断包括左心发育不良综合征、三尖瓣闭锁或肺动脉瓣闭锁。他们也可能有 Norwood、Fontan 或半 Fontan(Glenn)手术史。

圣路易斯华盛顿大学的一个小组试图对心脏病患者非心脏手术进行风险分层。他们将患者分为低风险、中风险和高风险三组,连续观察了 100 例患者,没有任何并发症。他们风险分层的方法可能适用于日间手术。该小组认为房间隔缺损(ASD)和室间隔缺损(VSD)修补后或单一的轻度瓣膜病被认为是低风险的。传导异常、任何肺动脉高压、心脏或肺移植、未修复的 ASD 或 VSD,以及单心室患儿被归类为中风险。高风险包括复杂的、未修复的病变,严重的瓣膜病,纽约心脏协会分级 III 级或 IV 级及心力衰竭。虽然没有进行特别的说明,但逻辑上的结论认为低风险患者可以很好地进行日间手术,而高风险患者应该在心脏专家立即可以参与抢救治疗的情况下进行手术。中风险患者倾向于需要对合并症、年龄和当前疾病进行更翔实的评估,以确定他们是否适合日间手术。麻醉和手术团队是否接受这些患儿也是成功的关键。

自 2009 年起,使用预防性抗生素预防亚急性细菌性心内膜炎的规则也已经简化,仅在有未修复的发绀病变、手术前后 6 个月内、使用人工伞片等材料完全修复先天性心脏缺陷(CHD)、修复的 CHD 在伞片等人工材料(不能内皮化)的部位或邻近部位存在残余缺陷或既往患有心内膜炎时才需要使用。

肥胖症

儿童的肥胖率与成年人一样,也在逐年增加。成年人的门诊手术排除标准可以使用绝对体重和体重指数,但在儿科中创建标准的管理模式则稍显困难。尽管体重较重的儿童不会像体重 300kg 或 400kg 的成年人那样,会有损坏家具或无法过门的风险,但如果一个幼儿有 40kg 就有问题需要评估。可能是由于胰岛素可以作为生长因子的原因,年轻、肥胖的儿童通常比他们同年龄的儿童要高,所以一些病态肥胖的 3 岁儿童看起来像 7 岁或 8 岁,但需要像 3 岁儿童心理年龄来进行治疗。身高的高度可能会减轻体重增加可能带来的一些问题,如体位、气道管理和药物剂量。

通过密歇根质量数据库进行的一项研究,以评估儿童肥胖的相关问题,肥胖儿童患者中 2 型糖尿病、哮喘和高血压患者明显多于较瘦人群。他们可能更需要双手进行面罩通气,虽然两组均未出现心搏骤停,但是使用直接喉镜进行气管插管可能不能一次成功。在麻醉复苏室,肥胖儿童患者发生气道阻塞更常见,住院时间更长，需要二联以上的止吐药。幸运的是这些问题也没有增加非计划入院率。

对于日间手术中心来说，风险并不一定意味着这些患儿不适合进行日间手术。与所有日间手术病例一样，都需要进行全身麻醉的术前评估，肥胖与阻塞性睡眠呼吸暂停（OSA）有显著相关性。因此，所有肥胖患者都应进行筛查 OSA 及哮喘、糖尿病和高血压的合并症。OSA 患儿需要术后使用阿片类药物进行镇痛，涉及气道手术的这些患儿尤其令人担忧，并且患儿通常有代谢紊乱，可能与肥胖相关的潜在疾病有关，如库欣综合征、普拉德 - 威利（Prader-Willi）综合征、21- 三体综合征、激素治疗和肾病综合征。

先天性综合征

先天性综合征可能非常麻烦，尤其是这些先天性疾病很少遇到的情况下。现在有许多在线或纸质资料会详细介绍这些先天性和遗传综合征，以及这些综合征麻醉相关的注意事项。梳理出这些综合征的注意事项，有助于判断该疾病是遗传原因还是由于发育过程出现的问题。例如，腹裂畸形患儿可能与脐疝患儿表现相似。然而，脐疝的发生是由于发育过程中出现的一些问题，肠道在脐孔处突出无法回到腹腔；而腹裂畸形，发生在腹壁受损或薄弱的情况下，如缺血事件中。脐疝还可能与其他遗传错误有关，而这些遗传错误在腹裂畸形患儿身上通常是没有的。其他典型的发育中出现的问题有羊膜带综合征、胎儿酒精综合征和宫内卒中。

遗传综合征要么是遗传性的，要么是自发突变。我们都非常熟悉一些小儿麻醉的经典先天性疾病，如肺囊性纤维化、法洛四联症、21- 三体综合征、CHARGE 综合征和糖原贮积病。对于这些患者，有些也可以行日间手术，但关键是要认识到有可能存在的潜在的问题，并从人员配置和物质资源的角度评估日间手术中心是否有能力处理这些问题。例如，患有 21- 三体综合征的扁桃体肿大患者是常见的。气道阻塞可能是多方面的原因，恢复期可能会出现相对较大舌头的阻塞，所以配有一名能够识别和处理这一问题的护理人员是必要的。这些患者还可能存在开通静脉困难、寰枢关节半脱位、心脏病、发育迟缓，可能还有睡眠呼吸暂停等问题。需要资深的外科医生和麻醉医生一起来共同处理，但日间手术中心也必须能够满足这些患者的特殊需求。与所有日间手术一样，预计问题所在并积极主动处理将是避免不良患者结局的最佳做法。

恶性高热

恶性高热（MH）是一个值得特别关注的话题。儿童的风险不比成人更高，

☆☆☆☆

因为他们通常没有麻醉史，或者年龄可能不够大，无法表现出一些更细微的临床表现。该病为常染色体显性遗传，已被定位为 RYR1 和 CACNA1S 基因，这些基因编码参与钙转运的骨骼肌蛋白。虽然我们现在已经获得了一些突变图谱，感谢那些曾经发生恶性高热的患者提供的组织，但可能还有更多突变的可能。抽血检测可以检测一些常见基因，但没有检测到常见基因并不意味着他们没有其他易感的基因。

最近的一篇论文详细介绍了肌营养不良及其与恶性高热的联系，研究人员得出结论，3 种类型的肌营养不良肯定有恶性高热的风险。其他类型的肌营养不良仍与高钾血症心搏骤停和术后呼吸衰竭有关，但恶性高热的风险被认为与普通人群相似。这 3 种类型的肌营养不良是罕见的，分别是 King Denborough 综合征、中央轴空病和 RYR1 突变的多微轴空病。尽管丹曲林治疗恶性高热已经有很多年了，但仍有人死于该疾病。

美国恶性高热协会已经创立了教育辅助机构，以帮助应对恶性高热的危机，并为其提供 24h 的热线服务，还对日间手术中心应配备的设备及如何管理易感患者提出了明确的建议。这些建议的一部分包括需备有完整治疗剂量的丹曲林（36 瓶）或更新的配方。即使不是麻醉药物所触发，易感患者也应在麻醉后进行 12h 的监测。易感患者是指通过个人病史、基因检测或相关神经肌肉疾病而有恶性高热风险的患者，而不仅仅是因为他们有阳性亲属。考虑到这些想法，更容易制订一些政策，允许恶性高热易感患者进行日间手术并持续监测。日间手术中心的恶性高热危机将会需要迅速使用医院的所有资源（员工和用品），同时还会对其他患者的医疗造成重大影响。

风险评估

不良事件的风险真实可见，需要积极预防，如前所述，预防不良事件的适宜方法是能够预测它。在成人患者中，已经对其中一些风险进行了充分的研究，但在儿科领域才刚刚开始。2016 年，Subramanian 等发表的一篇文章中使用了近 9000 份病历来制订风险标准，然后在 10 000 多份病历中对其进行了验证。该小组观察了不良呼吸事件，包括手术室或恢复区的喉痉挛和支气管痉挛、术后辅助吸氧需求和呼吸暂停。呼吸不良事件是儿科紧急事件的主要原因，应特别注意对其进行风险规避和避免不良结局。按定义我们检索了一般情况的统计数据，呼吸事件的总风险为 2.8%。单因素和多因素分析确定的风险：小于 3 岁，ASA 分级 II 级或 III 级（研究中无 IV 级），既往患有肺部疾病，病态肥胖症，并进行了外科手术（非放射介入手术）。研究发现，与呼吸不良事件无显著关联的因素是性别和神经系统疾病。并制订了分级标准，一共 8 分，4 分或更高的分数被确定为具有强烈的阴性预测值，而且对于发现不良事件仍有良好的特异度和敏感度。3 岁或以下且 ASA 分级为 Ⅱ 级的儿童将获得 1 分。ASA 分级为 Ⅲ 级，既往患有肺部疾病和病态肥胖症得 2 分。与非放射介入的外科手术有 3 分。由于日间手术病例都是外科手术，日间手术中心的重点应放在优化其他可控制的风险因素上，如表 7-2 所示。

表 7-2 不良呼吸事件风险因素汇总和风险评分分配

风险因素	重要的单变量分析	重要的多变量分析	加权分数
年龄	是		
年龄 ≤ 3 岁		否	0
年龄 > 3 岁		是	1
性别	否	否	
ASA 分级 Ⅰ 级	否	否	0
ASA 分级 Ⅱ 级	是	是	1
ASA 分级 Ⅲ 级	是	是	2
病态肥胖	是	是	2
肺部疾病	是	是	2
神经系统疾病	否	否	
手术操作	是	是	3
放射介入	否	否	0

资料来源：Subramanyam R, Yeramaneni S, Hossain MM, et al. Perioperative respiratory adverse events in pediatric ambulatory anesthesia： development and validation of a risk prediction tool. Anesth Analg 2016; 122(5): 1582; 已获许可

Whippey 等在 2016 年进行的另一项研究着眼于儿科患者从日间手术中心转入院的危险因素。原因大致分为麻醉相关、外科、社会和内科疾病。单变量风险因素：年龄 < 2 岁、麻醉处方药使用、胃反流病、OSA 和其他合并症。在多变量分析中发现年龄 < 2 岁、ASA 分级 Ⅲ 级或Ⅳ级、手术时间 > 1h、1500h 后完成手术、OSA、骨科手术、牙科手术、耳鼻喉科手术或术中不良事件均增加了风险。

这些相关因素中的一些可以通过手术时间的安排来控制，如在手术当天的早些时候对年幼的儿童进行手术，还应考虑尽量缩短手术时间来达到日间手术的要求。尽管实施麻醉者不能减轻患者的肥胖程度，但可以优化其他的因素，如不遵守 CPAP 使用的肥胖患者不宜在手术当天太晚的时候接受 3h 的骨科手术（表 7-3）。

☆ ☆ ☆ ☆

表 7-3　导致儿科患者从日间手术中心转入院的危险因素汇总

单变量分析	多变量分析
年龄＜ 2 岁	年龄＜ 2 岁
麻醉处方药物的使用	ASA 分级 Ⅲ 或 Ⅳ 级
胃食管反流病	手术＞ 1h
阻塞性睡眠呼吸暂停综合征	手术在 1500h 后完成
其他并发症	阻塞性睡眠呼吸暂停综合征
	骨科手、牙科手术、耳鼻喉科手术
	术中不良事件

资料来源：Whippey A, Kostandoff G, Ma HK, et al. Predictors of unanticipated admission following ambulatory surgery in the pediatric population： a retrospective case-control study. Paediatr Anaesth 2016; 26(8):831-7

OSA

OSA 一直是成人日间手术的一大关注点。多伦多 Francis Chung 团队常规使用 STOP-BANG 评分系统进行成人日间手术的术前筛查。但在儿科患者中，睡眠呼吸紊乱为主要诊断的扁桃体手术却是最常见的日间手术之一。事实上，有数据支持儿童 OSA 越严重，他们术后越有可能被转移到更高级别的医疗机构，其转移的主要原因是缺氧。为了解决这一问题，Tait 等开发了一种儿科 OSA 评分系统，称为 STBUR。

STBUR 评分包括打鼾、呼吸困难和醒来后疲倦感等。这 5 个问题如下：

（1）患儿是否有超过一半的时间在打鼾？

（2）关门后门外能否听到打鼾声？

（3）患儿夜间呼吸是否有暂停？

（4）患儿晚上呼吸时是否有喘息？

（5）患儿是否存在早上醒来困难或在上学期间容易犯困？

最高得分为 5 分，得 3 分的患儿出现呼吸道并发症的概率高出 3 倍，5 分表示风险高出 10 倍。呼吸系统并发症的范围很广，轻的可能是术后血氧饱和度降低，但分数为 5 分并不一定意味着患者需要入院，但分数越高，医生会更重视高风险的患者。笔者在临床实践中发现，醒来后疲倦感是区分患者得 5 分和 4 分的症状。如果得到 5 分，他会打电话给外科医生了解更多细节。

苏醒期谵妄

只要患者得到了适当的筛查，并且每个专家都是顶尖的儿科方面的专家，术后预期会取得良好的结果。然而，无论是日间手术还是在医院里的手术，任何的儿科麻醉都可以出现一些不良事件，其中包括苏醒期谵妄、术后恶心呕吐及苏醒延迟。术后恶心呕吐的每一次发作都会使出院延迟 30min。同样，苏醒期谵妄会占用医疗资源，并使患者出院延迟 1h 或更长时间。最后使用切实可用的出院标准可以让出院变得更明确、更有规律。

每一位儿科麻醉医生或恢复室护士都可能经历过患者出现苏醒期谵妄。谵妄是一种没有意识到周围环境的躁动状态。通常出现苏醒期谵妄的患儿不会接触他们之前最喜欢的玩具或电视节目，他们也可能在试图安慰他们的父母之间快速替换。其病理学尚不清楚，但与某些事件有很强的相关性（框 7-1）。其中一个问题是如何向父母解释这一点，决定患儿可以回家还是需要再给予麻醉药。医生倾向于尽量减少他们的担心，但也可能会让家庭感到不安。

框 7-1　小儿出现苏醒期谵妄的危险因素
学龄前的患儿
七氟烷和地氟烷麻醉
患者术前焦虑
耳鼻喉科手术
可能与疼痛无关

与此相关的另一问题是麻醉后出现创伤后应激障碍。将一名尖叫的儿童带回手术室通常会有一些负面的后遗症，可能有尿床、发脾气、睡眠障碍、注意力转移行为，或者对孤独环境的新恐惧。这些风险与苏醒期谵妄非常相似，可能发生于术后出现谵妄的儿童。这些风险中的任何一种都可能在麻醉后几个月出现。

接下来的逻辑问题主要是如何防止患儿出现谵妄。人们经常会认为谵妄和术前使用咪达唑仑有关，然而认为咪达唑仑会引起谵妄和（或）与谵妄无关的文献都很多。在没有明确答案的情况下，麻醉医生必须对术前镇静和失忆的益处与可能导致谵妄的风险进行权衡利弊。患者应进行谵妄风险筛查，包括既往使用麻醉药后有谵妄史。临床上有效的治疗是丙泊酚和右美托咪定的联合使用。注意将右美托咪定使用剂量控制在 0.5μg/kg 以下，以避免对血流动力学造成抑

☆ ☆☆ ☆

制作用。笔者静脉使用右美托咪定 0.25μg/kg 和丙泊酚 0.5mg/kg，效果非常好。患儿在气道通畅的情况下可以镇静 20～40min，之后患儿清醒的质量就很好。文献中单独用于治疗的药物有芬太尼、舒芬太尼、丙泊酚、右美托咪定、氯胺酮、咪达唑仑和可乐定。

术后恶心呕吐（PONV）

儿童 PONV 与成人患者有一组不同的危险因素，这种情况在年幼者中很少见，更多的是与特定的手术有关。TJ Gan 团队 2007 年发布的危险因素方案至今仍然适用。该组确定了 4 个危险因素，包括手术时间超过 30min、年龄 3 岁或以上、斜视手术及有 PONV 的个人史或家族史。风险因素越多，PONV 风险就越高。三个因素使 PONV 的可能性大于 50%。

儿童 PONV 的治疗与成人患者治疗的方法类似。有两种或更多危险因素的患儿应接受不同类别的两种药物进行预防。如不考虑 PONV 风险，对每例患儿进行预防治疗只会增加药物副作用的发生率，而不会显著改变 PONV 的发生率。与成人一样，止吐药的选择是基于适当的受体进行选择，而不是简单地重复使用同一类型。在非常年轻的患者中，抗胆碱能药物可能是禁忌证。丙泊酚作为一种有止吐功能的麻醉药仍然非常有效。然而，阿片类药物引发 PONV 的风险在儿童似乎不像在成人患者中那么重要。

出院标准

患者的出院时间变化很大。几项大型研究揭示了出院时间的可预测性和安全性。由 Moncel 主导的法国研究小组对 1600 多例 ASA 分级Ⅰ级和Ⅱ级的患儿进行研究，这些患儿年龄为 6 个月至 16 岁。他们在术后 1h 和 2h 对患者进行评分，发现超过 97% 的患儿在术后 1h 和 99.8% 的患儿在术后 2h 都能达到出院标准。他们使用了一个评分系统，包括血流动力学、保持身体平衡与行走、疼痛评分、PONV 评分、呼吸状态和手术出血等指标。他们还询问家属是否有问题咨询。最常与延迟相关的两个方面是患儿的呼吸状态和咨询麻醉医生的问题。与之前对照组相比，他们能够持续减少 69min 的出院时间，而意外入院率低于1%。评分系统的使用有助于他们关注延迟出院的可能问题，并为之前模糊不清的患儿治疗提供了标准。

Armstrong 等进行了一项加拿大研究，该研究的评分标准结合了麻醉后出院评分系统和 Aldrete 评分。发现与简单的只基于时间的标准相比，基于生理的标准可以缩短出院时间。约 75% 的患儿可以提前 15～45min 出院，其中约 20%

的人没有差异。该评分与 Apgar 评分相似，每项赋分 0 ～ 2 分，该评分使用了 7 个评分项目，当分值≥ 12 分表示可以准备出院。这些项目包括意识、呼吸状态、氧合、血流动力学稳定性、疼痛、恶心呕吐及切口部位的情况。任何一个项目得 0 分应禁止出院，1 ～ 2 个项目中有未达到满分者可考虑出院。

　　小儿麻醉在日间手术中应当占有一席之地，有很多病例可以在独立的日间手术中心进行，几乎没有并发症的风险。与其他一样，儿科日间手术中心成功的秘诀在于明智的患儿筛选、训练有素的员工及预测和治疗并发症的能力。就个人而言，儿科患者的日间手术可能是有收益的临床工作，但即使患儿是 ASA 分级Ⅰ级或Ⅱ级，也存在非常有难度且充满挑战性的时候。

第8章

手术室外麻醉：消化内镜中心的麻醉

Sekar S. Bhavani, MD[a]; Basem Abdelmalak, MD[b, c]

关键词
- 手术室外麻醉之消化内镜中心的麻醉（NORA GI Suite） ● 全身麻醉
- 监护麻醉（MAC） ● 禁食禁饮（NPO） ● 不复苏（DNR）

重点
- 迫切需要对患者进行仔细和全面的麻醉前临床评估，还要根据消化内镜的具体环境、相关人员的能力及系统的限制情况来制订麻醉计划。
- 在无痛消化内镜中呼吸的监测（比氧合更重要）已经被重视而且涉及患者的安全。
- 气道管理和监测可能有一定的困难，但使用气管插管来保证气道安全并不是必需的。

在过去的10年里，手术室外麻醉（NORA）的数量在逐年上升，将基础设施、人员、患者和操作程序的要求结合在一起，以促进既高效又安全的医疗服务。强调降低成本、提高效率和亚专业的进一步发展促成了美国的这一趋势。Nagrebetsky等研究结果显示，在医院和医院外的内镜诊断操作中，消化内镜（GI）的麻醉在2010年至2014年期间从10.8%上升至17.3%。与此同时，患者的总量几乎增加了4倍，老年和病情较严重的患者数量也随之增加。在过去的10年中，随着内镜手术的数量、复杂性和分辨率的提高，人们越来越认识到在诊断和治疗操作中进行麻醉的必要性和价值。老龄化人口，存在严重的合并症，

---

[a] Department of General Anesthesiology, Cleveland Clinic, 9500 Euclid Avenue, Cleveland, OH 44195, USA; [b] Department of General Anesthesiology, Anesthesia for Bronchoscopic Surgery, Center for Sedation, Cleveland Clinic, 9500 Euclid Avenue, Cleveland, OH 44195, USA; [c] Department of Outcomes Research, Cleveland Clinic, 9500 Euclid Avenue, Cleveland, OH 44195, USA

以及高效、及时和安全医疗的需要，麻醉团队承担了很大的责任。此外，在过去的 10 年里，已经有了一个重大的转变，从单纯的诊断性检查到治疗操作的转变。

患者筛选

当判断在手术室外进行消化内镜的麻醉是否适合特定的患者时，需要考虑几个因素，不仅只考虑患者的安全，而且要考虑患者的便利性和满意度。此外，还应考虑内镜操作的要求，以及内镜医生与麻醉医生的专业水平和周转效率。Apfelbaum 和 Cutter 已经强调了患者、内镜操作、医生与内镜区域设置相匹配的必要性。

大多数内镜中心的一个独特的特点是，他们择期检查的安排通常是开放性的。患者被转诊到内镜医生那里需要进行更进一步的内镜检查或治疗，通常在转诊之前，他们与内镜医生没有任何接触。通常转诊的时候也并没有意识到内镜操作的一些特殊要求，尤其是需要深度镇静或全身麻醉。这使得麻醉医生承担了额外的责任，要确保患者为计划性内镜诊治做好最佳优化的准备（框 8-1）。

框 8-1　麻醉前评估

在消化内镜中心进行麻醉前评估的目的

（1）患者是否根据消化内镜操作和麻醉要求进行了优化？

（2）患者是否存在合并症导致在手术室外麻醉的环境中进行手术不安全？

（3）需要达到的镇静或麻醉的深度是多少？

（4）是否有药物过敏或药物不耐受，而限制了预期药物的使用？

（5）如果出现问题，患者的位置是否有利于紧急气道支持？

（6）是否需要气管插管来保护气道？

（7）是否有足够的后备力量（包括基础设施和人员）来解决患者的安全问题？

（8）是否需要输血或其他血液制品？

（9）是否有需要解决的最终配置问题？

（10）这是解决医疗需求的最安全、最有效的方法吗？

麻醉医生应获得患者对内镜操作中麻醉相关的知情同意。此时，重要的是要讨论拟议的麻醉方案的好处、风险、局限性及替代方案。最终的麻醉决策应符合患者的预期并且有安全的镇静水平。

☆ ☆ ☆ ☆

★不复苏状态

在内镜检查中有时会遇到不需要复苏（DNR）的患者。重要的是要明白，内镜操作即使对该疾病的诊治过程没有起到作用，但患者相对也比较舒适。晚期疾病患者的麻醉在围手术期非常紧张同时还会有心肺功能不稳定的风险。目前的认识是应该支持患者有权进行相应的检查。重要的是，与患者或他的健康委托书代理人讨论关于常规举措，如使用血管活性药物，气管插管、机械通气、这些可能与手术室内麻醉一样，并且这些医疗计划需要符合患者自身的愿望。任何对不复苏状态的临时更改决定都应记录在患者的病历中，重新恢复原来计划也应确定和记录下来。如果发生冲突，应寻求医院的伦理或法律部门的帮助。

★麻醉管理

麻醉方案取决于问题处理的紧急与否、计划的内镜操作、患者相关问题、禁食禁饮（NPO）状态、妊娠状态和麻醉前评估的结果。框 8-2 中列出了经常影响麻醉管理者做决定的因素。

框 8-2　影响消化内镜麻醉方式选择的因素

- 急诊、紧急的或择期
- 过敏
- 妊娠状态
- 衰老和虚弱
- NPO 状态
- 合并症
  - 病态肥胖
  - 心血管
    - 高血压或低血压
    - 缺血性症状
    - 充血性心力衰竭
    - 心律失常
    - 是否设有心脏起搏器和（或）除颤器
    - LVAD 和 ECMO
  - 呼吸
    - 限制性或阻塞性肺疾病
    - 阻塞性睡眠呼吸暂停
    - COPD
    - 目前仍在吸烟

- ○ 胃肠
  - ■ 反流
  - ■ 消化道出血
  - ■ 胃轻瘫
  - ■ 腹部手术史
  - ■ 肠梗阻
- ○ 神经系统
  - ■ 卒中
  - ■ 癫痫发作
  - ■ 意识丧失
- ○ 肾和电解质紊乱
  - ■ 需要进行肾替代治疗
  - ■ 最后一次透析和液体是否平衡
- ○ 糖尿病
  - ■ 控制程度
- ○ 血液系统
  - ■ 出血倾向
  - ■ 抗凝病史
- ○ 药物滥用
  - ■ 药物的类型、使用多久和上次使用药物的时间间隔
- ● 既往麻醉史
  - ○ 气道问题
  - ○ 并发症

注：COPD. 慢性阻塞性肺疾病；ECMO. 体外膜氧合；LVAD. 左心室辅助装置

★胃肠道手术前的禁食

NPO 的推荐意见主要是为了减少误吸的风险，成人麻醉误吸的发生率为 1/（2000～3000），而儿童的风险略高，为 1/（1200～2600）。最近的 ASA NPO 指南建议在麻醉前至少禁食清流质饮食 2h 和难消化的膳食 8h，这些推荐建议都是基于健康患者行择期手术的标准。如果患者同时存在胃排空延迟或困难气道等疾病则这些推荐建议的时间还是有争议的。

肠镜检查的诊断率取决于检查时结肠干净的程度。2014 年 Bucci 等进行了一项大型荟萃分析证明了将清肠液的总剂量分为两次剂量在临床上是有一定优势的，而且患者更可接受，检查前一天给一半剂量，然后检查当天给另一半剂量，其他也有研究证实具有相同的优势。单次大剂量给清肠液后的疗效为 63%，而

☆☆☆☆

分次给清肠液的疗效则高达 85%，且与所使用的清肠液种类无关。这个大型的荟萃分析同时也表明，分次给药的优势只能维持 5h，即所谓的黄金 5h。Tandon 等最近进行的一项研究表明，通过内镜直接吸引测量的残余胃容量在分次剂量和单剂量（前一晚）肠道准备之间无差异。为了更深入的讨论，读者可以参考原始文章和附带的社论。

监测

ASA 指南强调中度镇静患者需要监测意识水平、通气（使用二氧化碳监测仪）、氧合情况（脉搏血氧仪）和血流动力学（使用无创血压袖带，适时使用心电图）。应保持这些参数的持续记录，保证有麻醉医生在场并负责患者的监测。

在 2009 年，Metzner 等通过查询 2000—2009 年的 ASA 结案的索赔案例，调查了在手术室外场所实施麻醉的风险和安全性。他们的分析表明，几乎 50% 的索赔涉及监护麻醉。与手术室相比，呼吸不良事件在手术室外场所开展麻醉更为常见（44% vs 20%），氧合不足和通气不足分别占所有病例的 22% 和 3%，而在手术室中分别是 32% 和 8%，但是手术室内比手术室外更容易预防。

因此，消化内镜检查中的通气和氧合监测是一个非常受关注且关系患者安全的领域。已证实脉搏血氧饱和度仪对通气的监测并不敏感。脉搏血氧饱和度仪本身监测血氧饱和度降低有显著的延迟，因此不利于及时发现低通气，尤其是当患者使用辅助吸氧的时候。

因此，2010 年 ASA 要求对所有接受中、重度镇静的患者进行呼气末二氧化碳（$EtCO_2$）监测，除非因患者、操作或设备的因素不能使用或者无效。使用 $EtCO_2$ 监测通气比肉眼观察胸部运动或脉搏血氧饱和度仪更有效。然而上消化内镜检查并不能一致、可靠和准确地监测 $EtCO_2$，因为气道和内镜操作共享了同一通道。此外内镜操作会使用二氧化碳（CO_2）进行充气，会导致采样管的误差从而干扰了其监测的准确性。同时患者的体位、内镜室灯光昏暗不利于麻醉医生观察患者的胸壁运动，内镜操作医生和内镜监视屏幕的位置也会干扰对患者胸壁运动和气体交换的观察。另外可以监测通气的其他方法还包括监测呼吸时湿度的变化（respiR8 & Anaxsys Technology Ltd, Woking, UK）、温度变化（Dymedix, Shoreview, MN, USA）、呼吸暂停监测（Masimo RRa, Irvine, CA）、呼吸感应体积描记仪（ExSpiron Respiratory Volume Monitor, Waltham, MA, USA）、飞行时间测距传感器、光电容积描记仪和经皮 CO_2 监测（SenTec Digital Monitoring System, Rostock, Germany）。

2017 年 Woodward 等重新研究了手术室外麻醉医疗事故索赔案件的发生率，

得出的结论是患者年龄较大，ASA-PS 分级较高，经常使用监护麻醉的场所（69% vs 9%）这几个因素与之相关。不良的呼吸事件仍然是导致患者伤害的主要原因（53% 的索赔案件）。与手术室内相比，手术室外麻醉的氧合不足或通气不足及误吸的比例更高。与消化内镜的麻醉相比，在心内科和放射科区域的麻醉并发症发生更频繁。

★镇静方式

大多数接受常规内镜检查的患者都是相对健康的，并且很少有合并症。他们中的一小部分人可以接受内镜检查，而不使用任何镇静或镇痛，只使用表面麻醉即可。大多数患者要求或需要使用阿片类和抗焦虑药物进行中度镇静（有意识），一般认为中度镇静是内镜操作进行疾病筛查和简单诊断的标准麻醉方式。轻度至中度的镇静使患者舒适、遗忘，并防止不良反应发生，如恶心、呕吐和窒息（在上消化道内镜下），从而使得内镜检查更易完成。

镇静是一个连续过程：患者可以进入比预期更深的麻醉水平，最终进入全身麻醉阶段（表 8-1）。这一过程更加复杂，因为不仅患者对药物的反应不可预测，他们还可能受到合并症、既往用药史和药物滥用史的影响。在操作的不同阶段，镇静需求的深度随刺激程度不同而不同，这些变化有时可能是突然的。因此，当使用中度镇静时，强烈建议谨慎滴定镇静药物，同时需要备有特异性的阿片类药物拮抗剂（纳洛酮）和苯二氮䓬类药物拮抗剂（氟马西尼）来逆转这些药物的作用。大多数复杂的内镜操作和手术都可以在深度镇静或全身麻醉下进行的。ASA 还要求所有处于中、重度镇静状态的所有患者都应使用 $EtCO_2$ 监测，以防止通气不足和心血管不良事件发生，但美国消化内镜学会、美国胃肠病学学院和美国胃肠病学协会对此要求却不尽相同。

表 8-1　全身麻醉、镇静或镇痛水平的定义

项目	抗焦虑	中度镇静	深度镇静	全身麻醉
口头应答及触觉刺激	正常	遵循指令	反复刺激后可遵循指令	没有回应
认知功能及身体协调性	可能受损	受损	缺失	缺失
气道	通畅	通常通畅	可能需要干预	需要支持
通气	不受影响	足够	可能不足	经常不足
心血管功能	不受影响	通常能够维持	通常能够维持	可能受损

资料来源：American Society of Anesthesiologists. Continuum of depth of sedation: definition of general anesthesiaandlevels of sedation/analgesia. Committee on Quality Management and Departmental Administration. 2014. https://www.asahq.org/standards-and-guidelines/continuum-of-depth-of-sedation-definition-of-general-anesthesia-and-levels-of-sedationanalgesia.Accessed January 9, 2019; 已获许可

☆ ☆ ☆ ☆

药物

无痛消化内镜检查使用的麻醉和镇静的药物必须有一些共同的特点，它们必须是起效迅速和短效的药物，不应引起任何严重的心血管不稳定，也不应增加术后恶心呕吐的发生。苯二氮䓬类（咪达唑仑）、阿片类药物（芬太尼）和抗胆碱能药物的联合用药作为术前用药是常见的做法。随着人们越来越认识到苯二氮䓬类药物和阿片类药物都可能通过影响咽部功能而增加误吸的发生，因此限制它们在上消化道内镜检查中的常规使用。

常用的药物可见表 8-2 中所示的一类药物。

这些药物的组合通常是基于经验的个人偏好。在大多数情况下，当内镜医生进行中度镇静时，他们通常使用抗焦虑药物（咪达唑仑）与阿片类药物（哌替啶或芬太尼）的联合使用。

表 8-2　消化内镜中心常用的药物

类型	药物	特点
抗胆碱能类药物	格隆溴铵	● 是合成的抗胆碱能药物 ● 可减少唾液，以及气管、支气管和咽部的分泌物 ● 通常剂量为 0.2～0.4mg ● 通常会产生口干症、瞳孔扩张症、畏光症，还有心动过速，并可能导致老年人的精神错乱 ● 在未控制良好的缺血性心脏病患者中使用须谨慎
抗焦虑药、镇静药或催眠药	咪达唑仑	● 抗焦虑并伴顺行性遗忘 ● 较地西泮更优，因为其作用时间较短 ● 通常的剂量每次使用 0.5～2mg ● 可以每 2～5 分钟重复使用 ● 起效时间在 2～5min 范围内，快速消退到患者完全清醒的时间：15.8min ● 完全衰退的时间为 6.1h ● 当与阿片类药物合用时，可引起呼吸抑制 ● 在儿童和老年患者和有酗酒史的患者可能会出现反常过度活跃或攻击性行为 ● 老年人、肥胖患者和肝肾功能紊乱者应减量
阿片类药物	哌替啶	● 是无遗忘作用的镇痛镇静药 ● 起效时间：1～5min，衰退时间：1～3h ● 通常起始剂量为 25～50mg 静脉注射 ● 每 2～5 分钟可重复使用 25mg ● 与丙泊酚、苯二氮䓬类药物、抗组胺药、MAO 抑制剂和吩噻嗪类药物合用时呼吸抑制发生率增加 ● 在肾功能不全患者中，其代谢产物去甲哌替啶容易蓄积，可引起癫痫发作

续表

类型	药物	特点
	芬太尼	● 是无遗忘作用的镇痛镇静药 ● 起效时间：2～5min，衰退时间：30～60min ● 通常不应超过 5μg/kg 的上限 ● 与丙泊酚或咪达唑仑联合使用时呼吸抑制的发生率增加 ● 大剂量时可能会引起胸壁僵直并影响通气 ● 不会引起组胺的释放
	瑞芬太尼	● 是无遗忘作用的镇痛镇静药 ● 需要连续输注使用 ● 起效和失效都非常快 ● 即使在长时间输注后也没有蓄积 ● 可引起痛觉过敏
麻醉药物	丙泊酚	● 是最常用的深度镇静药或全身麻醉药物 ● 起效非常快（30～45s），药效撤退也快（4～8min） ● 间断滴定使用，开始的单次剂量为 20～60mg，然后每分钟给予 10～30mg ● 持续输注（首选）100～150μg/（kg•min），并滴定起效 ● 具有很强的止吐和止痒特点 ● 可引起注射痛 ● 产生剂量依赖性的低血压和呼吸抑制 ● 当与苯二氮䓬类药物或阿片类药物一起使用时，呼吸抑制可能会变得严重 ● 影响吞咽功能和气道通畅 ● 在高龄、存在合并症和低血容量患者使用时应调整剂量
	磷丙泊酚	● 与丙泊酚一样，有效成分为 2，6- 二异丙基苯酚 ● 磷丙泊酚被内皮碱性磷酸酶水解并转化为丙泊酚 ● 起效时间 4～8min ● 衰退时间 5～18min ● 产生短暂的会阴感觉异常和瘙痒感 ● 由于其起效缓慢，剂量叠加后，在镇静时会引起过度镇静，甚至演变为全身麻醉，有呼吸抑制风险，大剂量会引起心血管不良反应
麻醉药物	氯胺酮	● 是 NMDA 受体激动剂 ● 更常用于儿科人群 ● 产生分离麻醉 ● 剂量取决于其用药途径 　○ 静脉注射：初始剂量为 1.5～2mg/kg，然后 0.5～1mg/kg 　○ 肌内注射：3～5mg/kg ● 起效时间：5min ● 效果持续时间：20～30min ● 建议预先使用咪达唑仑和抗腺体分泌药

☆ ☆ ☆ ☆

续表

类型	药物	特点
	Ketofol	● 是丙泊酚和氯胺酮的混合物 ● 组合比率有相当大的异质性 ● 组合使用时药效稳定 ● 其基本原理是通过使用较小的剂量来降低这两种药物的副作用发生率 ● 起效很快，但药效衰退可能会稍微延迟 ● 在预防呼吸或心血管并发症方面还没有明确的优势
新药	瑞马唑仑	● 正处于Ⅲ期临床试验阶段 ● 咪达唑仑是母体化合物 ● 其性质与苯二氮䓬类药物相似，但作用时间要短得多 ● 快速起效：3min；并快速衰退至患者清醒时间：7.35min ● 完全衰退：3.2h

注：MAO. 单胺氧化酶；NMDA.N-甲基-D-天冬氨酸

气道管理

由于大多数患者在抗焦虑和轻度镇静时，气道都能良好地保持通畅、存在气道保护反射和呼吸驱动，患者通常可以在没有任何气道支持的情况下得到安全的管理。然而，如果达到更深的镇静或全身麻醉的水平时，就有可能需要必要的气道支持和保护。在重度镇静下，即使自主通气可以保留，也可能需要某种气道工具支持来维持足够的气体交换。用于保持气道通畅的操作包括抬颏、下颌前推、颈部后仰，或在患者仰卧或侧卧位时使用鼻咽通气道。俯卧位可以通过脱出舌部来帮助防止气道阻塞，但是不利于建立人工气道（图 8-1，见彩图）。在手术室里可以快速中止手术并给患者进行气管插管。然而，手术室外的俯卧位患者进行非气管插管镇静麻醉的气道管理可能更具有挑战性。

气道辅助工具

偶尔需要使用一些气道辅助工具，既方便监测 $EtCO_2$ 又能建立有效通气。这些包括改良的带有口鼻取样的牙垫，改良的加压面罩可以让内镜通过，同时可以加压通气并监测 $EtCO_2$、鼻咽通气道、经鼻持续气道正压通气使气道开放、经鼻高流量吸氧、胃喉管（VBM Medical, Inc, Noblesville, IN, USA）和内镜 LMA（Tele-flex, Wayne, PA, USA）。这些设备既可以用于择期手术患者的主要气道管理，也可以作为紧急情况下的救援气道工具。内镜检查确保气道安全是麻醉医生最需要考虑的问题，而气管插管是最安全的方法，可确保气道的安全，防止反流误吸的发生（图 8-2，见彩图）。框 8-3 总结了无痛消化内镜检查中一些最常见的气管插管指征。

框 8-3　消化内镜检查的气管插管指征

- 患者相关因素
  - 紧急情况
  - 严重的心脏或呼吸系统合并症
  - 脓毒血症
  - 肠梗阻（食管、胃、十二指肠、小肠或大肠）
  - 解剖学问题
    - 复杂的胃肠道解剖异常
    - 短肠综合征
    - Zenker 憩室
    - 短 Roux-en-Y 袢
    - 大的食管裂孔疝
  - 病态肥胖
- 操作相关因素
  - 操作时间长（通常大于 60min）
  - 复杂的操作或手术
  - 胰腺假性囊肿引流术
  - 使用大量的液体冲洗
  - 双气囊小肠镜
- 麻醉相关因素
  - 已知的困难气管插管
  - NPO 时间不足
  - 食物残留
  - 内镜检查期间使用二氧化碳

★二氧化碳的使用

安全完成内镜检查的关键之一是肠的扩张以防止内镜对其损伤。越来越多的人认识到使用空气与疼痛、膨胀和腹胀有关，因为吸入的空气只能通过打嗝或排气排出。这种不适有时会持续 24h 以上。二氧化碳通过胃肠道黏膜迅速吸收并通过肺部排出，其吸收比惰性氮气（室内空气的主要成分）要快得多。然而，由于高碳酸血症的潜在风险，有学者建议应考虑使用设备来进行二氧化碳监测，

☆☆☆☆

该监测在共用气道时尤为重要,如上消化道内镜检查时。尽管有学者表示,即使是有潜在肺部疾病的患者,也能很好地耐受二氧化碳充气,但这不是笔者在自己医疗机构的经验。我们的患者在停用丙泊酚镇静后醒来的速度较慢,在少数情况下,患者在送恢复室后会出现嗜睡并需要通气支持。所有这些需要主动气道干预的患者的血气分析均显示有明显的高碳酸血症($PCO_2 > 60mmHg$)。

★二氧化碳和气体栓塞

气体栓塞大部分发生在 ERCP 和内镜下坏死组织清除术的患者中。栓塞的影响取决于进入血液循环的空气的速率和体积。这通常发生在手术结束时,当患者从俯卧位转回仰卧位时。一般认为二氧化碳栓塞比空气栓塞更容易耐受,因为它能快速地从血液中清除。

★使用抗凝药物患者的内镜检查

一些接受内镜检查的患者可能会使用抗凝药物或抗血小板药物治疗合并症。对于诊断性操作,可能没有必要停止抗凝药物。相比之下,对择期行内镜治疗的患者,如息肉切除、ERCP 伴括约肌切开术、壶腹部切开、内镜黏膜切除,以及食管、小肠或大肠的支架植入,有证据表明继续口服抗凝药物会导致胃肠道出血风险增加。然而,停用抗凝药物可能会增加患者发生血栓栓塞的风险。因此,麻醉医生、内镜操作医生和处理凝血功能的血液科医生在手术前一起讨论适当的计划是至关重要的。目前术前停用常见药物的做法见表 8-3。

表 8-3　内镜检查前抗凝药物的管理

药物类型	药物	择期内镜检查前停药	紧急情况下考虑过程
抗血小板药物	阿司匹林	7d	停药,考虑输血小板
	非甾体抗炎药	5～7d	停药
噻吩吡啶类	氯吡格雷	5～7d	—
	替氯匹定	10～14d	—
GP Ⅱb/Ⅲa	替罗非班	停药	停药
抑制剂	阿昔单抗	24h	停药
	替非罗班	4h	
抗凝剂	香豆素	5d	维生素 K、FFP
	肝素钠	4～6h	鱼精蛋白
	低分子肝素钠	最后一次注射后 24h	鱼精蛋白,rⅦa

☆　☆　☆　☆

续表

药物类型	药物	择期内镜检查前停药	紧急情况下考虑过程
凝血因子 Xa 抑制剂	拜瑞妥和埃利奎斯	根据肾功能，停止 1 ~ 4d	活性炭或者非活化的 PCC
凝血酶抑制剂	达比加群酯	中等风险手术，停 1 ~ 3d 高风险手术，停 2 ~ 6d	活性炭或非活化的 PCC，血液透析

注：FFP. 新鲜冷冻血浆；GP Ⅱ b. 糖蛋白Ⅱb；r Ⅶ a. 重组因子Ⅶa；Xa.Xa Stuart-Prower 因子；PCC. 人凝血酶原复合物

改编自 ASGE Standards of Practice Committee, Acosta RD, Abraham NS, et al. The management of antithrombotic agents for patients undergoing GI endoscopy. Gastrointest Endosc 2016; 83(1): 4; 已获许可

使用永久性起搏器或植入型心律转复除颤器的患者的内镜检查

对装有永久性心脏起搏器、心脏再同步复律装置或除颤器的患者进行内镜检查并不少见。重要的是，作为患者初步评估的一部分，麻醉医生应明确目前患者的心律、当时植入时的指征、起搏依赖的程度、程序参数的设置、频率应答功能、起搏和除颤的触发因素和植入物的位置。术前需要由心脏电生理技师在内镜室对设备进行检查，以便如果需要，他们可以在手术当天进行监测、重新进行参数设置或关闭该设备。

在大多数情况下，如果不需要长时间使用电刀时，没有必要改变永久性起搏器的参数。术中谨慎地监护将是防止任何意外事件的关键。为防止使用电刀时电和电磁的干扰，建议使用尽可能低能量的双极设备，使用不到 5s 的脉冲波，并建议电极片放置的位置要远离植入的起搏器。

在有植入型心律转复除颤器（ICD）存在的情况下，谨慎的做法可能是让心脏电生理技师来决定是否需要重新设置 ICD，以在手术操作期间停止感应快速性心律失常。在手术过程中需要给患者贴上体外除颤贴片，直至设备恢复之前的设置。在紧急情况下，如果该参数设置未被禁用，可以将程控仪放置在设备上即可实现。

★ 术后并发症及无痛胃肠镜麻醉的安全性

接受内镜检查的患者 ASA 分级各级都有。他们有些是健康的成年人来接受内镜检查，有些有明显的合并症，还有些是接受舒适化医疗理念的患者，他们认为这些诊疗操作都应该无痛。有证据表明，与在手术室内的患者相比，在手术室外的患者发生紧急事件更多，ASA 分级也更高（分别为 37.6% 和 33.0%）。然而，总体上并发症的发生率仍然很低。

Behrens 等回顾了 2011—2014 年来自 39 个消化内镜中心（ProSed 2 研究）的 368 206 张电子麻醉记录单。在内镜检查的患者中，有 89% 的患者进行了镇静，轻微并发症、重大并发症和死亡的发生率分别为 0.3%、0.01% 和 0.005%。ASA 分级、操作类型和持续时间是出现不良结局的重要因素（框 8-4）。

框 8-4　术后并发症

- 轻微并发症
  - PONV
  - 疼痛
  - 血流动力学不稳定需要很小的干预
    - 低血压（BP 下降 > 25%）
    - 心动过缓（下降 > 20%）
    - 心动过速（心率增快 > 100 次 / 分）
  - 血氧饱和度下降（SaO_2 < 90%，超过 10s）
  - 易激惹
  - 轻微过敏反应
- 重大并发症
  - 危及生命的过敏反应
  - 气道问题
    - 气道水肿
    - 喉痉挛
    - 误吸和支气管痉挛
    - 高碳酸血症
  - 苏醒延迟
  - 急性胰腺炎
  - 黏膜撕裂
  - 穿孔

注：BP. 血压；PONV. 术后恶心呕吐；SaO_2. 氧饱和度

最近的有关消化内镜的文献报道表明，在胃肠内镜操作中，内镜医生主导的镇静比麻醉医生更安全。Wernli 等使用 Truven 医疗保健数据和分析数据库对 2008—2011 年接受常规无痛肠镜检查的 3 168 228 例患者进行了分析，得出的结论认为有麻醉医生参与其镇静的患者中，不良结局的总体风险更高。他们还得出结论，在麻醉医生行无痛肠镜检查中，出血和穿孔的发生率更高。Bielawska 等的一项研究，使用了基于人群的队列研究的数据，研究了 2005—

2012 年加拿大安大略的日间肠镜检查，得出的结论认为肠镜检查期间患者反馈的缺失是穿孔和器官损伤发生率增加的主要原因。他们还发现，鉴于在持续镇静过程中麻醉深度控制比较困难，麻醉人员实施麻醉可能与吸入性肺炎的发生率更高相关，因为镇静的深度比计划的更深。这些报道都是源于数据库研究，存在回顾性研究的许多共同缺点（偏倚和不受控制的混杂因素）。应该要提醒读者，关联或者相关并不一定是因果关系。在 2017 年，Vargo 等通过查询了国家内镜数据库临床结局研究计划，分析了 2002—2013 年接受食管胃十二指肠镜和结肠镜检查的 1 388 235 例患者。他们的结论是，麻醉医生主导的镇静和内镜医生主导的镇静在肠镜检查后发生重大不良事件的风险相似，但在上消化道内镜检查时麻醉医生主导时的风险更高。然而，得出任何一种方法比另一种更安全的结论都需要更严格的研究，如一个设计良好的具有足够说服力的随机对照试验。

小结

内镜下的胃肠病学在过去的 20 年中呈指数级发展和增长。简单的内镜操作可在院外独立的日间手术中心进行；然而，更复杂的内镜操作应该在医院内的手术室外麻醉室进行，因为手术的过程越来越复杂，患者的合并症也越来越多。麻醉医生比以往任何时候都更关心这些患者。仔细回顾并掌握患者的基本情况及手术的固有风险对指导麻醉医生制订和提供安全的麻醉计划和管理是非常有帮助的。

第 9 章

私人诊所麻醉：全面详细的回顾和知识更新

Brian M. Osman, MD[a]; Fred E. Shapiro, DO[b]

关键词

● 私人诊所麻醉 ● 患者安全 ● 安全核查表 ● 应急手册 ● 认证 ● 私人诊所合法行医

重点

● 对私人诊所麻醉的调查研究发现，在过去的 25 年里私人诊所的医疗变得越来越安全。

● 在私人诊所麻醉中，合适的患者筛选和手术操作的选择对患者安全是至关重要的。

● 在私人诊所麻醉中，为提高患者安全而采取的临床实践管理措施包括采用患者安全核查表和应急手册的实施。

● 私人诊所设施的认证应允许第三方监管，并提供外部行业的对标、验证，并确保遵循国家所推荐的医疗服务标准。

● 专门为私人诊所麻醉和手术设立了新法规，包括医疗质量和安全指标。

简介和历史

以前在手术室里进行的手术现在越来越多地已在私人诊所里进行。日间手术和私人诊所手术的比例从 20 世纪 90 年代初的 10% ~ 15% 上升至 2012 年的将近 60%。根据美国麻醉医师协会（ASA）的数据，从 1995 年到 2005 年，私人诊所手术的数量翻了一番，达到了每年 1000 万例。仅 2014 年在美国约 8.85

[a] Department of Anesthesiology, Perioperative Medicine and Pain Management, University Health Tower, University of Miami Miller School of Medicine, 1400 Northwest 12th Avenue, Suite 3075-H, Miami, FL 33136, USA; [b] Department of Anesthesia, Critical Care and Pain Medicine, Beth Israel Deaconess Medical Center, Harvard Medical School, 330 Brookline Avenue F-407, Boston, MA 02215, USA

亿次私人诊所门诊中，手术占 11%。一些比较常见的手术包括整容手术，如吸脂术和腹壁整形术、复杂的口腔手术、足部手术、胃肠镜检查、放射介入手术，以及各种血管介入手术。在过去的几十年里，外科手术和麻醉技术的进步极大地改变了患者的手术体验，并允许在医院外的诊所中安全地进行更加复杂的手术和操作。

从过去的经验来看，与日间手术中心（ASC）和医院相比，私人诊所的手术环境受到的监管较少。私人诊所麻醉患者的数量和复杂性都在逐年增加，这引起了我们对于患者安全更多的关注。具体而言，私人诊所可能没有适当的设备，且可用的资源有限，受过一定培训的工作人员较少，以及在出现医疗或外科紧急情况时不具备合理的转运的条件和政策。2003 年 Vila 等比较了两年间在佛罗里达州私人诊所麻醉和 ASC 发生的不良事件，提出了私人诊所麻醉存在的安全问题，并认为私人诊所手术的并发症和死亡率的相对风险是 ASC 的 10 倍。最近媒体报道的几起记录在案的、引人注目的病例强调了私人诊所很可能发生一些紧急情况。美国日间手术机构认证协会（AAAASF）对 2001—2012 年在 AAAASF 认证的医疗机构中进行的 550 多万例手术的强制上报的患者结局数据进行了批判性的分析。他们发现，所有整形手术的总体并发症发生率为每 251 次手术中发生 1 次，每 178 个病例中有 1 例，而做任何整形手术的患者的死亡风险接近为 41 726 例中有 1 例或总病例的 0.002 4%。Soltani 等发现，并非所有手术的风险都是一样的。例如，调查人员表示，与隆胸术相关的最常见的不良事件是术后出血；然而，腹部整形术则与更严重的事件相关，如因肺栓塞而死亡，尤其是与其他手术一起进行的时候。考虑到整形外科只是目前在私人诊所环境下进行手术的几个专业中的一个，因此这些统计数据值得特别关注。鉴于这些统计数字，做好私人诊所紧急情况应对方案的准备对于改善患者的安全和结局至关重要。

考虑到患者、手术和专业的复杂性不断变化，保持认证标准也具有一定的困难。在对文献的全面回顾中，Shapiro 等认为缺乏随机对照试验来确定私人诊所的手术和麻醉如何影响患者的并发症和死亡率，这些安全和结局数据分析都是回顾性分析的结论。他们还断言通过全国范围内的医疗服务标准化、适当进行医务人员的资格认证、对医疗机构的认证、安全核对表的使用及遵守专业临床实践指南，可以使患者的结局更安全。这些研究的总结及截至 2016 年的最新更新数据见表 9-1。

☆★☆☆

表9-1 关于私人诊所麻醉安全性的主要研究

文献, 年份	方法	结局
Hoefflin 等, 2001	单个整形美容私人诊所的 23 000 例患者	无明显并发症
Vila 等, 2003	佛罗里达州委员会两年的不良事件报告	私人诊所的风险是 ASC 的 10 倍
Perrot 等, 2003	大于 34 000 例的口腔颌面外科手术	所有麻醉类型的并发症发生率为 0.4% ~ 1.5%
Byrd 等, 2003	单个整形美容私人诊所 5316 例患者	并发症发生率为 0.7%（大部分是出血）
Coldiron 等, 2008	2000—2007 年向佛罗里达州委员会自我上报的数据	174 件不良事件；31 人死亡
Soltani 等, 2013	2000—2012 年的 AAAASF 数据；仅审查了整形美容私人诊所	550 万病例中有 2.2 万例有并发症，发生率为 0.4%；94 人死亡；死亡率为 0.001 7%
Failey 等, 2013	单一 AAAASF 认证的诊所，TIVA 或清醒镇静的 2611 例病例	没有因死亡或者心血管事件而转运；DVT 1 例
Shapiro 等, 2014	综合性的文献回顾	通过资格认定、认证、安全检查表、州和联邦法规及国家协会规定，可改善患者的预后
Gupta 等, 2016	在认证的机构进行的 183 914 例整形手术的结果对比	在 OBSS、ASC 和医院的并发症发生率分别为 1.3%、1.9% 和 2.4%。多变量分析显示，与 ASC 或医院相比，OBSS 的风险较低

注：AAAASF. 美国日间手术机构认证协会；ASC. 日间手术中心；DVT. 深静脉血栓；OBSS. 私人诊所手术室；TIVA. 全凭静脉麻醉

摘自 Shapiro FE, Punwani N, Rosenberg NM, et al. Office-based anesthesia：safety and outcomes. Anesth Analg 2014; 119(2): 276-85.

私人诊所麻醉的安全性

2010 年，日间手术麻醉协会（SAMBA）开始通过上报到 SAMBA 的患者临床结局登记处（SCOR）的数据，关注私人诊所的患者安全结局。截至 2014 年，在私人诊所进行的 37 669 个病例中，重大并发症的比例不足 1%。在 2010 年，ASA 还通过国家麻醉临床患者结局登记处（NACOR）收集了患者结局的数据。NACOR 是最大的数据库，记录了 300 多个参与的私人诊所医疗机构中的麻醉不良结局报告。尽管在专业、手术的病例类型、选择的患者、麻醉方式

☆　☆　☆　☆

和医务人员覆盖的种类等方面存在差异，但截至 2014 年，NACOR 数据库只有 17 项私人诊所麻醉（OBA）不良结局。虽然这两个数据库上报系统都有其优点和局限性，但普遍存在的问题，包括缺乏关于州或联邦法规的统一性，以及是自愿上报的系统，可能导致在私人诊所进行手术的风险上报并不全面。到 2014 年，研究开始使用 NACOR 数据库中的信息来科学地评估私人诊所的安全性。患者的一般情况和临床结局、手术和麻醉类型、手术持续时间及病例中医务人员的覆盖率开始为持续的医疗质量改进、电子病历记录、使用安全核查表和患者结局数据上报等提供重要信息。Jani 等的一篇文章研究了 NACOR 数据库，发现私人诊所环境是非常独特的，尽管私人诊所的日间手术和 ASC 的日间手术通常被归为一类，但这些医疗机构并不相同。调查人员核实，自 2010 年以来私人诊所的病例数量在明显增加，而且在患者年龄、合并症和所做手术种类方面存在明显差异。除了 2010 年至 2014 年病例的整体增加外，随着各个年龄段的患者来私人诊所就诊，19 ～ 49 岁的 OBA 患者数量减少（从 51% 到 30%）。ASC 也有类似的变化从 2010 年的 30% 下降至 2014 年的 25%。这些比例反映出了在这些医疗机构中老年患者的比例在上升。ASA 分级的分布也发生了变化。在私人诊所，2010 年 ASA 分级 Ⅰ、Ⅱ、Ⅲ、Ⅳ、Ⅴ级分别为 37%、44%、19%、0.3% 和 0%。而 2014 年这一比例分别为 35%、32%、32%、0.8% 和 0.01%。同样，ASC 的变化也相似但有所下降：2010 年 ASA 分级 Ⅰ ～ Ⅴ级分别为 54%、30%、16%、0.6%、0.02% 和 0.01%，而 2014 年分别为 42%、36%、21%、0.9% 和 0.01%。两端的情况没有太大变化，但这些趋势凸显了在这些医疗机构病情重的患者的比例在上升。

　　私人诊所的医疗活动是在一个相对孤立的环境里进行的，无论进行什么部位的手术和麻醉，都有同样的潜在风险。除了最近发生的几起引人注目的事件外，私人诊所的医疗活动和在医院外进行的外科手术都迅速上升，这使得 ASA、数个认证机构和其他的专业协会都非常关注实施医疗服务的标准化，以改善私人诊所及 ASC 和医院的患者安全和临床结局。ASA 最近更新了他们的指南，涉及私人诊所和日间手术麻醉、医务人员和无痛诊疗。根据这些指南，ASA 建议更广泛的认证可能会创造一个更透明的过程，以确保私人诊所的做法和他们的医务人员是在他们的执业范围内行医。Starling 等回顾了佛罗里达州和亚拉巴马州的一些案例，研究了强制性的医师委员会认证和资格认证标准对私人诊所安全和患者临床结局的影响。在这两个州，几乎所有上报的不良事件都涉及认证机构中的委员会认证的医生。Shapiro 等注意到，在不良结局上报方面缺乏统一性和相应的风险调整。

　　在过去的 25 年中，在私人诊所实施手术和麻醉的环境安全性是否有所改善，简单的答案是肯定的。Domino 在 2001 年调查了 ASA 结案的索赔数据库，发现私人诊所的索赔案例比 ASC 多 3 倍（67% vs 21%），几乎 50% 的不良事件应该

☆★☆☆☆

可以通过更好的监测来预防。2003 年，Vila 等的分析报告断言，私人诊所的死亡风险是 ASC 的 10 倍。2014 年，Shapiro 等对私人诊所的安全和患者结局进行了全面的文献回顾，并指出患者围手术期安全有了很大的改善并在 2018 年进行了更新。他们的结论认为，患者结局的改善可能是由于对医疗机构和从业人员的正确发放证书、认证、遵守国家协会（如 ASA）规定的指南、采用安全核查表，以及在州和联邦层面实施更多的监督。2017 年，Gupta 等比较了不同类型的认证机构的 183 914 例整形美容手术的患者结局，发现在私人诊所、ASC 或医院的并发症发生率分别为 1.3%、1.9% 和 2.4%。根据目前的文献来看，私人诊所的安全性似乎正在改善。

优点和缺点

将手术转移到私人诊所中，可以显著节省医疗成本，成本降低至 60% ～ 75%。通过保持或提高患者的舒适度和满意度，医疗价值得到进一步提高。医院和 ASC 产生的最大成本之一是设施设备的费用。他们的运营费用相对较大，并转嫁给了消费者。相反，在私人诊所的环境中，运营费用对诊室医务人员和患者的负担较小。这使患者能够享受更多的个性化的关注和维护私人隐私。由于工作人员的规模较小，比较稳定，安排手术和行政管理问题可能会更容易和更有效。然而，随着患者和手术的数量和复杂性的增加，管理问题和患者安全问题也相应增加。因此，选择合适的患者和手术方法对于提高私人诊所的手术和麻醉的安全性及患者结局都是至关重要的。

患者和手术方法的选择

越来越多的年龄较大或病情较重患者的手术也在私人诊所里进行。在医务人员和物资有限的情况下，这可能给麻醉医生带来重大的挑战。最初，超过 51% 的 OBA 患者年龄在 19 ～ 49 岁。随着年龄较大的人群进入私人诊所就诊，这一比例已降至 30% 以下。患者老龄化会带来更多的合并症，也可能会增加发生并发症的风险，并且明显改变手术的麻醉管理策略。麻醉医生必须对高危疾病的患者保持警惕，如病态肥胖、阻塞性睡眠呼吸暂停、慢性阻塞性肺疾病、过去 6 个月的心肌梗死病史、过去 3 个月的卒中病史、终末期肾病或肝病、其他重要器官系统功能异常、控制不良的糖尿病、严重贫血、镰状细胞性贫血、患者本人或家族有恶性高热史、已知的困难气道、控制不良的精神问题，以及急性或慢性药物滥用病史。

在私人诊所进行治疗的病例病情越来越复杂，也对患者安全的担忧越来越多。在过去的几年里，除了整形外科，其他专业也开始关注这些概念。眼科、放射介入治疗、妇科和血管介入外科手术只是在私人诊所中进行更复杂手术的几个专业的例子。Lin 等在 2017 年的一项最新研究中认识到，血管内手术如诊断性动脉造影、动脉介入治疗、静脉介入治疗、透析通路建立和静脉导管管理，都可以在私人诊所中进行，且患者结局良好。通过 2014 年更新的 ASA OBA 指南和 2018 年新的中度无痛诊疗的实践指南患者选择过程中的最佳评估可获得。ASA 的私人诊所指南认识到这一不断增长的实践的独特需求，并确认了麻醉医生应同意以下几点：

（1）所采取的手术必须要在医疗服务从业人员的执业范围和医疗机构的能力范围内。

（2）不管手术的持续时间和复杂程度如何，所在的医疗机构应该能够使患者顺利复苏并能出院。

（3）因既往病史或其他疾病而可能存在并发症风险的患者应转到合适的医疗机构进行手术和麻醉管理。

2018 年 ASA 中度无痛诊疗的实践指南涉及患者评估和术前准备，并建议审查以前的医疗记录，包括镇静、麻醉和手术史、当前的问题是否影响配合、疼痛耐受性、对麻醉或镇静的敏感性、当前用药史、高龄、精神药物使用史、使用保健品和家族史。该指南还强调了进行仔细的体检和术前指征明确的实验室检查的重要性。私人诊所里的手术和麻醉越来越安全；然而，随着手术的复杂性不断增加，风险和新的责任也会不断增加。

私人诊所麻醉的要求

美国麻醉医师协会通过的 OBA 指南强调，私人诊所里的麻醉标准应与医院或 ASC 相同。这包括在整个手术过程中都需要有合格的麻醉相关人员在场，直至患者出诊所或者出院，由责任医生决定患者能否出院并做好相应记录，并保证诊所内有受过高级复苏技术培训的人员，如成人高级生命支持（ACLS）和（或）儿童高级生命支持（PALS）。OBA 诊所应该有足够的空间来容纳所有必要的设施设备，并允许紧急的时候能快速转移到患者身边；有备用电源，以确保在停电的情况下保护患者；保证有可靠的氧气、吸引器、复苏设备和急救药物。使用的设备应允许进行标准的 ASA 监测，所有设备应根据制造商的规格进行维护测试和检查，并有适当的文书记录。如果对儿童进行诊疗操作或手术，应能立即提供儿科人群所需的设备、药物和复苏能力。

中度无痛诊疗的镇静和镇痛的新实践指南强调用二氧化碳检测仪持续监测患者的通气功能，以补充仅通过临床观察和脉搏血氧饱和度仪进行的标准监测。

☆☆☆☆

临床实践管理

根据 Gupta 等对 2016 年并发症的评估发现，与 ASC（1.9%）和医院（2.4%）相比，私人诊所（1.3%）的并发症发生率最低（$P < 0.01$）。此外，对私人诊所手术室的认证似乎为 ASC 和医院提供了一个安全的替代方案，但在所有不同的实践地点实现认证活动的标准化将对改善患者安全起到关键作用。在私人诊所同样需要使用手术安全核查表，以进一步提高患者在私人诊所的安全性，并取得了令人满意的结果。针对差错来源的可定制的术前安全核查表已证明在避免严重医疗差错方面具有一定作用，而且，随着世界卫生组织（WHO）模式的修改，定制的安全核查表也可在私人诊所的临床实践中有效。基于调查的反馈，日间手术安全核查表也能够促进患者的宣教，提高患者满意度，减少焦虑。图 9-1 中可见由私人诊所手术安全研究机构（ISOBS）编制的私人诊所手术安全核查表的例子，它改编自世界卫生组织的手术安全核查表。2017 年由 ISOBS 为私人诊所手术编制的安全核查表被添加到美国医疗服务风险管理学会的诊室手术资源手册中，并可在 www.ahsrm.org 上找到。

认知辅助工具的使用提高了人们的知识，并已证明在紧急情况下是有效的。以应急手册的形式定制的认知辅助工具也可以使麻醉医生在私人诊所执行手术时发挥有用的作用。鉴于私人诊所手术的持续增长，医生和其他医务人员在处理危机时应能轻松获得重要信息。在调查了这种独特环境下最常见的紧急情况后，ISOBS 专门为私人诊所定制了一本应急手册，并提供了简洁明了和用户界面友好的处理流程。目的是在资源有限的情况下，为诊室医务人员和工作人员提供快速可靠的安全资源。自 2018 年起，该手册可在应急手册实施协作网（https：//emergencymanuals.org/tools-resources/free-tools/）上查阅，其中包括使用 ACLS 或 PALS 流程来处理危及生命的不稳定心律和心搏骤停，这些参考资料很容易获取，还包括涉及医疗机构的紧急情况的预案，如火灾或生物危害的紧急疏散，以及断氧和停电；危急事件，包括严重过敏反应、变态反应、困难气道、出血、缺氧、高碳酸血症、低血压、局麻药全身毒性、静脉针脱出、精神状态改变、恶性高热和与脊髓麻醉相关的全身并发症；还有诊室的行政管理问题，如紧急转移的医疗政策。

私人诊室独有的手术环境实施加速康复外科（ERAS）流程是有益的。这些措施是通过减少术后疼痛、术后恶心呕吐、阿片类镇痛药的使用及住院手术和日间手术的住院时间来提高患者的围手术期体验。当应用和定制私人诊所的流程时，ERAS 可以加速患者的康复并快速出院，提高患者的满意度，并改善外科患者的结局。多模式镇痛和非阿片类药物为主的围手术期镇痛是 ERAS 的一些关键组成部分。这些包括与手术区域相吻合的区域阻滞，口服和静脉使用非阿片类镇痛药，如类固醇、普瑞巴林、非甾体抗炎药、对乙酰氨基酚、可乐定、静脉使用利多卡因和术中局部注射长效布比卡因脂质体。在减少阿片类药物相关副作用的同时，可以更好地控制疼痛。关于麻醉和手术的患者宣教也是ERAS 可以纳入诊室的另一个重要方面。此外，为了让患者参与到共同医疗决策中来，ASA 有麻醉前患者宣教决策辅助工具，包括脊髓麻醉、硬膜外麻醉、外周神经阻滞，以及正在开发用于监护麻醉的宣教辅助工具，以指导患者在麻醉管理中做出明智的选择。

认证

目前美国有 33 个州要求从事内科诊疗操作和外科手术的诊室需获得认证。寻求认证的好处包括允许客观的第三方来监督私人诊室的临床医疗行为，提供认证，并提供一个全国性的质量和安全的行业基准。行政管理问题包括设施和设备的维护、医疗记录文书、安全的设施设备和医务人员的资格证书。临床考量包括围手术期患者医疗过程的所有方面，包括感染控制，私人诊室诊疗操作和手术的审批、护理服务、设备、药房、病理检测、影像学诊断，以及医疗废弃物的处理。手术相关问题的例子包括术前评估，检测内容的要求，药物管理，适当的手术选择和风险管理，认证同时也能提供竞争优势。

目前有 3 个主要的国际认可的认证组织：日间医疗服务认证协会（AAAHC），认证联合委员会（TJC）和 AAAASF。这三家机构都提供了专门为私人诊室手术设计的标准手册。AAAHC 手册的制订是为了帮助医疗机构寻求认证的机构回顾审查私人诊所的外科手术是否施行标准化治疗，目的是确保其提供最高水平的医疗服务。2001 年，TJC 提出了私人诊室外科手术实践的标准和审查程序，目前为 400 多家私人诊室外科手术的临床实践提供认证。AAAASF 成立于 1980年，为 2000 多个日间医疗机构提供认证，其使命是实行标准化和提高内科和外科的医疗质量，同时确保高标准的患者医疗。

这三家机构对认证的要求相似，但有一些细微的区别。私人诊室的临床实践将需要考虑到 3 个组织之间的微小差异，并申请最适合自身条件和医务人员的认证。TJC 于 2018 年发布了修订的私人诊室手术调查资格标准，以确保这些标准对需要认证或再次认证的医疗机构是最新版的并符合其要求的。私人诊室的临床实践必须积极主动，并在申请过程中符合最新的标准。

为了促进这一点，这 3 个机构每年都会公布标准缺陷的前 10 名名单。2017 年，AAAHC、TJC 和 AAAASF 公布的共同点包括证书和认证、医疗文书、质量改进、行业基准、患者安全、感染控制和应急预案方面的缺陷。与 2018 年 ASA 无痛

☆☆☆☆

诊疗临床实践的指南一致，AAAHC 更新了关于持续监测通气方面的标准，笔者猜测其他认证机构也将效仿。

医疗质量改进计划

医疗质量改进计划是认证机构验证的另一个重要目标，也是内部和外部的行业基准。AAAASF 的一个独特特点是要求记录质量改进措施和不良事件，这对于识别和消除安全漏洞至关重要。质量和患者安全方面的缺陷可以是较小的问题，如患者等待时间或手术室周转时间，也可以是紧急的问题，如抗生素管理、并发症发生率和严重不良事件。自 2018 年 1 月起，TJC 公布了一套全国性的患者安全目标，以补充私人诊室的手术认证计划。这些目标包括提高患者识别的准确性和沟通的有效性，改善用药安全，减少与临床预警相关的进一步伤害，减少感染风险，识别不同类别患者的风险，以及防止错误的手术部位、错误的诊疗和错误外科手术人员的流程。

法律和法规

截至 2017 年，美国有 24 个州及哥伦比亚特区制定了法律，对开展私人诊所手术的医疗机构进行监管，而另外 8 个州则由其州医疗认证委员会发布的关于私人诊所手术的指南、政策或立场声明进行监管。由于缺乏对私人诊所的统一管理，各州的不良事件上报也各不相同，因此很难获得有力的关于患者结局的数据。作为一个例子，表 9-2 显示了 5 个不同的州与私人诊所手术结局上报有关的诊所的总体情况、法规、条例和政策。目前，多个州正在提议立法，将会影响到 OBA 的临床实践和麻醉相关不良事件的上报。佛罗里达州在 2018 年初提出了一项法案，该法案将定义"不良事件"一词，并要求在该州执业的牙医向委员会通报在诊所中因使用全身麻醉、深度镇静或清醒镇静而直接导致的任何死亡或其他不良事件。2017 年新罕布什尔州提议要求不良事件上报，并对牙医使用全身麻醉、深度镇静或中度镇静进行监管。具体而言，在实施全身麻醉、深度镇静或中度镇静时，必须需要有执业牙医、麻醉医生或注册麻醉护士（CRNA）在场。对于 13 岁以下的患儿，附加要求包括填写一份知情同意书，并要求有接受过儿科患者监护和复苏培训的工作人员在场。纽约即将通过的立法将要求对麻醉护士的认证，并对诊室的手术进行界定。它还将增加以下文字："在私人诊室手术场所实施麻醉意味着内科或牙科手术的麻醉部分必须由有资格监督麻醉实施的麻醉医生、内科医生、牙医或全科医生监督，他们必须亲自在场，并能够立即诊断和治疗患者的麻醉并发症或紧急情况。具有适当培训和经验的麻醉护士可以实施无意识或深度镇静及全身麻醉、区域麻醉、患者监测。"

亚拉巴马州、阿拉斯加州、得克萨斯州和犹他州等州已于 2018 年实施了关于牙科机构麻醉的新监管活动。犹他州最近于 2017 年通过了一项规定，规定了在门诊发生的麻醉相关不良事件的上报要求。它进一步定义了什么是构成不良事件，镇静水平如何，并描述了危害等级量表（UT 42332，2017）。俄勒冈州最近通过的法规与私人诊室麻醉管理有关，并修订了现行规则，要求在进行 II 类或 III 类诊室内手术时，必须有 ASA 分级评估的文件。它还禁止对 ASA 分级为 IV 级或以上的患者进行 II 类或 III 类手术（OR 39594，2017）。通过的另一项修正案（OR 39586，2017）禁止 CRNA 为 ASA 分级为 IV 级或更高的患者提供中度镇静、深度镇静或全身麻醉，即使是 I 类的诊室手术。

在纽约州，纽约州卫生行政部门（NYDOH）对 2016 年 4 月 13 日生效的私人诊室外科法律进行了修改，对现有的不良事件上报提出了两项新要求。除了不良事件，如计划外转院或入急诊室、计划外入院、患者在 30d 内死亡、可疑的血源性院内感染，以及任何其他严重或危及生命的不良事件，私人诊室的外科医生现在必须上报在诊室手术后 72h 内发生的计划外急诊就诊或计划外再次入院观察。其次，根据 ASA 在 2018 年发布的中度无痛诊疗的实践指南，NYDOH 规定（于 2018 年 1 月 31 日生效）私人诊室的手术操作需要中度镇静、深度镇静和全身麻醉期间必须使用呼气末二氧化碳监测仪进行持续监测。

然而，尽管许多相关的法律和法规方面进行了不断更改，截至 2018 年，仍有 17 个州不要求不良事件上报。某些备受瞩目的不良事件或死亡案例引起了媒体的关注，缺乏统一的上报机制已成为患者安全的一大问题。

小结

从医院和 ASC 向私人诊所就医的改变有多种原因：随着麻醉和手术的技术进步和创新，患者对便利性和隐私的要求日益重视，同时在私人诊所中进行手术的性价比更高。对医务人员和患者来说，虽然有众多的好处但并不是没有风险的。由于缺乏统一的 OBA 法规，再加上媒体上备受关注的发病率和死亡率的案例报道，人们更加关注在诊室内进行手术的安全问题。迄今为止，大多数 OBA 数据都是回顾性的，很少有随机对照试验来帮助确定基于诊室的手术和麻醉如何影响其并发症和死亡率。最近的数据表明，私人诊室的安全性正在改进，这可能是由于选择了合适的手术方案和患者，结合了患者安全核查表和认知辅助工具，遵循专业协会的指南，并保持认证复评。此外，州政府和联邦政府监督机构在临床实践管理、不良事件上报和患者结局分析方面行使监管权力的进步，将使循证医疗标准在私人诊所的手术和麻醉中得到发展。

☆ ☆ ☆ ☆

表 9-2　五个州对私人诊所的外科患者结局上报的要求

州	状态、法规和政策
亚拉巴马州	540-X-10-11. 上报要求事故发生后必须在 3 个工作日内向亚拉巴马州医学检查委员会上报，内容包括所有与手术有关的死亡、导致手术患者紧急转移到医院的所有与手术相关的不良事件、麻醉或手术不良事件、心肺复苏、与手术有关的计划外住院及手术部位深部感染
堪萨斯州	K.A.R. 100-25-3. 在私人诊所手术或诊疗的医生，导致以下任何质量指标的问题，在发现不良事件后的 15 个自然日内书面上报委员会 （1）在私人诊所手术或者诊疗中导致患者死亡，或在术后 72h 内死亡 （2）患者转诊到医院急诊科 （3）患者在出院后 72h 内的非计划入院，该入院与私人诊所手术或诊疗相关 （4）私人诊所手术超过计划时间，特殊操作超过 4h，比一般手术和诊疗操作时间更久 （5）在私人诊所行手术或者特殊诊疗后，发现有异物错误地留在患者体内 （6）错误的手术操作流程，错误的手术部位，或者给错误的患者实施手术
肯塔基州	私人诊所手术指南 紧急转运和上报。在发生麻醉、医疗或手术并发症或紧急事件时，所有诊室人员都应熟悉及时和安全地将患者转移到附近医院的书面计划，该计划应包括紧急服务安排和适当的护送患者到医院。麻醉或手术相关的事故需要复苏、紧急转运或死亡的，应在 3 个工作日内使用指定表格向医疗委员会报告
路易斯安那州	私人诊所手术 向医疗委员会报告。在私人诊所实施手术的医生应在发生或收到诊间手术导致以下情况的信息后在 15d 内书面通知委员会 （1）患者意外或计划外地从私人诊所转运到医院急诊科 （2）出院后 72h 内意外再次入私人诊所进行手术 （3）患者出院后 72h 内的非计划再次住院 （4）患者在私人诊所实施手术后 30d 内死亡
新泽西州	分章 4a. 外科手术 . 在私人诊所中进行的特殊诊疗和麻醉服务 3：35-4A.5. 有义务上报与外科手术、特殊诊疗或麻醉相关的事故。任何与手术、特殊诊疗或麻醉管理相关的不良事件，导致患者死亡，将患者送往医院观察或治疗超过 24h 或出现 N.J.A.C. 13：35-4A.3 定义的并发症或不良事件。应在 7d 内以书面形式并按医疗委员会要求的格式向委员会执行主管汇报。该类报告应由委员会审查，并根据 N.J.S.A. 45：9-19.3 对其保密

改编自 Shapiro FE, Punwani N, Rosenberg NM, et al. Office-based anesthesia: safety and outcomes. Anesth Analg 2014; 119(2):280; 已获许可

I——介绍 术前交流 医生和患者	S——场所 患者入手术室前 医生和工作人员	P——手术 镇静/镇痛前 医生和工作人员	B——出院前 达到恢复室标准 医生和患者	S——满意度 术后完成 医生和患者
患者 在此次手术前是否对患者进行了优化? □是 □否，制订优化方案 患者是否有 DVT 的危险因素? □是，进行预防治疗 □否 **手术操作** 手术操作是否复杂? 是否需要镇静/镇痛 □是 □否 是否禁饮禁食? □是 □否 有无陪同和术后的计划方案? □是 □否	急救设备检查是否齐全?（如气道、AED、急救车、MH 包） □是 □否 是否有 EMS? □是 □否 氧源和负压吸引是否已检查? □是 □否 预期时间是否 ≤ 6h? □是 □否、是否人员充分、监测和设备到位	患者身份、手术方案和知情同意是否确认? □是　□否 手术是否标记，左右位置是否确认? □是　□否 是否进行 DVT 预防? □是　□否 术前 60min 内有无预防使用抗生素? □是　□否 有无展示影像学资料? □是　□否 医生口头确认: □局麻药中毒的预防措施 □患者监测（按机构规定） □团队合作一起解决预期中的严重不良事件 □团队的每个成员都被点名 并已准备好开始手术	疼痛评估? □是 恶心呕吐评估? □是 有无恢复室人员? □是 出院之前（与医生和患者）是否达到出院标准? □是 是否提供患者教育和指导? □是 是否有出院后的随访计划? □是 是否有陪护? □是	有无意外事件记录? □是 患者满意度是否评估? □是 医生满意度是否评估? □是

图 9-1　私人诊所手术安全核查表

注：AED. 自动体外除颤器；DVT. 深静脉血栓；EMS. 紧急医疗服务；MH. 恶性高热

改编自 Courtesy of Institute for Safety in Office-Based Surgery [ISOBS], Inc, Boston, MA; with permission.

第 10 章

加强私人牙科诊所麻醉和镇静的安全性：全面而重要的纲要

Mark A. Saxen, DDS, PhD[a, b]; James W. Tom, DDS, MS[c, d]; Keira P. Mason, MD[e]

关键词
- 麻醉 ● 二氧化碳监测 ● 牙科 ● *NFPA* 99 ● 私人诊所 ● 心前区 ● 儿科

重点
- 麻醉医生在私人牙科诊所进行麻醉时，应预计有大量学龄前儿童接受儿科牙科专家的治疗。
- 牙科操作室的平均面积是医院或手术中心手术室的 1/4 ~ 1/3。麻醉医生必须适应这种环境，并在这种与手术室截然不同的环境中能够实施紧急措施。
- 除了标准的麻醉监护仪外，同时使用气管前听诊器和二氧化碳监测仪，提供了比单独使用标准的麻醉监护仪更可靠和实时的监测方法。
- 2018 年版的《国家卫生医疗设施法典》包含明确的牙科诊所使用麻醉药的标准。

引言

在牙科门诊进行镇静和麻醉需要了解牙科一些特有的操作，并进行相应的准备工作，这与其他日间手术和手术室外的无痛诊疗不同。正如最近出版的美国麻醉医师协会（ASA）关于牙科门诊设置中的镇静和麻醉管理的声明所反映

[a] Anesthesia, Oral Surgery and Hospital Dentistry, Indiana University School of Dentistry, Indianapolis, IN, USA; [b] Private Practice, Indiana Office-Based Anesthesia, 3750 Guion Road, Suite 225, Indianapolis, IN 46222, USA; [c] Section on Dental Anesthesiology, Herman Ostrow School of Dentistry, University of Southern California, Los Angeles, CA, USA; [d] Divisions 1 & 3, Herman Ostrow School of Dentistry, University of Southern California, 925West 34th Street, Los Angeles, CA 90089, USA; [e] Department of Anesthesiology, Critical Care and Pain Medicine, Bader 3, Boston Children's Hospital, Harvard Medical School, 300 Longwood Avenue, Boston, MA 02115, USA

的那样，对牙科诊室的麻醉服务提出了挑战和顾虑因素，这些挑战和顾虑因素可能难以预见。本文深入探讨了牙科诊室的麻醉（OBA）和镇静的特殊性及面临的风险，这两者都经常被习惯在手术室工作的麻醉医生所低估。

所有医务人员，无论在哪里都必须熟悉并做好应对突发事件，包括恶性高热、困难气道（已知和未知）、过敏反应、局麻药中毒、呼吸抑制和呼吸暂停、误吸和急性心血管急症。应遵循专业指南、声明和建议，并详细记录和支持其中的偏差。牙科的独特之处在于它跨越了医学的多个领域：外科、内科、儿科、老年病学和麻醉学。有多个学会和组织关注牙科手术的麻醉，包括美国牙科麻醉医师协会（ASDA）、美国儿科学会（AAP）、ASA、美国儿科牙科学会（AAPD）和美国牙科协会。本章介绍了当前牙科临床实践和知识的综合纲要。

患者的人群特征

对 2010—2014 年美国麻醉临床结局登记处（NACOR）的 5 929 953 例手术室外麻醉病例的回顾分析显示，患者平均年龄为（53.8±20.8）岁。大部分操作的时间较短（平均 40min），包括肠镜检查、胃镜检查、电休克疗法、经内镜逆行胰胆管造影术（ERCP）和择期心脏电复律。相比之下，同期对日间手术麻醉学会（SAMBA）临床结局登记处的 7041 例牙科诊室麻醉病例的检查显示，患者群体明显较小 [平均（4.7±2.9）岁]，操作时间略长（平均 58min）。几乎所有的龋齿都涉及儿童早期龋齿的牙齿综合修复，这是一种具有侵袭性的龋齿。在这些基于牙科诊所的麻醉（OBA）病例中，39% 的病例是在全身麻醉下进行的，包括经口或经鼻气管插管。与医院的手术室内的相同操作相比，牙科私人诊所里的操作持续时间更短。

尽管 NACOR 和 SAMBA 的数据表明，大多数牙科麻醉涉及儿童，但这些数据还不包括口腔颌面外科医生每年在其诊所进行的约 280 万次深度镇静和全身麻醉。2003 年对 34 191 例在口腔外科诊所接受麻醉或镇静的患者进行结果研究显示，平均年龄为（28±16.1）岁。一般来说，口腔外科病例的时间比儿科口腔修复病例短得多，59.1% 在 10～30min 完成，95.7% 在 60min 内完成。其中，99% 涉及第三磨牙拔除或其他牙槽手术，97% 的 ASA 分级为 Ⅰ级或 Ⅱ级。私人诊所里的口腔外科的深度镇静和全身麻醉几乎都是由口腔外科手术医生及其牙科助理团队主导和实施的。因为口腔颌面外科专科的麻醉医生和牙科麻醉医生不足 1%，认证注册的麻醉护士也不足 2.5%。根据这些数据，进行牙科 OBA 的麻醉医生应该预计会有大量学龄前儿童接受儿科牙科专家的治疗。图 10-1（见彩图）显示了典型的牙科麻醉医生临床中口腔手术操作的分布图。

☆ ☆ ☆ ☆

危险因素和可预测的不良事件

在对 ASA 已结案的索赔案件中，其中对牙科相关不良事件的 98 例案例分析中，Domino 确定了索赔背后的 6 个意外事件：插管困难、意外拔管、过早拔管、误吸、先前存在的心血管异常及外部热源的灼伤。该分析没有区分这些病例是在医院里、院外的手术中心还是在私人诊所发生的。Domino 报道中突出的气道问题与早期的分析一致，该分析将气道并发症、通气不足和潜在的合并症列为儿科不良事件的重要因素。尽管这些研究都是从麻醉相关来源得出的观察结果，其他审查牙科诊所中的并发症和死亡率的文献也反复提到了气道管理的失败、监测的不足，以及对牙科诊所行镇静和麻醉出现并发症和死亡之前的先兆处理不及时。

牙科诊所环境

★患者筛选、术前评估、麻醉或镇静计划，以及将牙科诊所麻醉风险降至最低的策略

制定政策并要求执行术前病史和体格检查，记录麻醉前评估，可以减少手术当天出现意外医疗问题及相关病例延误或取消的发生。一般来说，在偏僻的牙科诊所治疗的风险最低的患者是 ASA 分级 I 级和 II 级的患者，他们无须加强术后的医疗或复苏管理。在特殊情况下，笔者将考虑对需要紧急牙科手术（例如，切除因感染而疼痛的牙列，切开和引流口内或口外间隙感染，口内撕裂的缝合）的 ASA 分级 III 级的患者在牙科门诊处理，这可能为患者提供实质性的益处。牙科儿童患者的医务人员应熟悉患儿先前存在的医疗状况和风险因素，且这些因素已被证明具有较大的麻醉或镇静后并发症的可能性。对 1993—2007 年牙科麻醉和镇静相关的已结案索赔案件的审查显示，76% 的索赔案例与镇静有关。2013 年对儿科牙科麻醉和镇静相关的死亡趋势回顾中，检索了 1980—2011 年的媒体报道。据报道 21 岁以下的患者中共有 44 例死亡，其中 50% 死亡发生在 2～5 岁的儿童中，他们接受了相对简单的填充、牙冠或拔牙手术。据报道，在这些死亡病例中的 45% 发生在患儿处于中度镇静状态，而在私人诊所中发生的死亡比例更高。大多数镇静和麻醉相关并发症和死亡率病例都是发生了气道和呼吸相关的不良事件。Mallory 等在 2017 年对儿科镇静研究联盟的 83 491 例气道不良事件进行了回顾性分析，检查了患有和无上呼吸道感染的儿童，这些儿童在医院接受各种镇静。他们的分析表明，在过去 2 周内出现上呼吸道感染，气道事件的风险从 6.3% 增加至 9.1%。有透明（14.6%）和浓稠（22.2%）的分

泌物时风险更高。

虽然哮喘和龋齿之间的因果关系尚未得到证实，但有研究人员认为，患有严重龋齿的儿童患反应性气道疾病的风险增加。总之，建议将大多数牙科 OBA 限制在 ASA 分级 I 级和 II 级的患者，没有可能存在气道风险的气道异常或颅面畸形，无误吸的危险因素，没有超高龄或病态肥胖的患者，且至少两周以上无上呼吸道症状的患者。

患有严重行为和认知障碍（孤独症谱系障碍）的患者可能会给患者、家人或医务人员带来风险，应谨慎考虑其他的替代方法和治疗地点。值得注意的是，在术前用药方面，AAPD 在《儿科患者在无痛诊疗之前、其间和之后的监测和管理的指南（2016 年更新）》特别指出，在家使用镇静药物的患儿存在非常大的风险，特别是对于仍在使用汽车安全座椅出行的婴儿和学龄前儿童，因为已有报道此类死亡的病例。此外，保护性固定（Papoose 板）应在特殊情况下使用，并应遵循 2013 年和 2015 年 AAPD《牙科患儿保护性固定和患儿行为指导的指南》。AAPD 认为保护性固定是一种最新的患儿行为指导方法并将其定义为"任何固定或降低患儿手臂、腿、身体或头部自由移动能力的手动方法、物理或机械装置、材料或设备"。它需要知情同意和父母在场（除非注明并记录了例外情况）。

镇静和麻醉术前计划的一部分应包括患儿是否适合行 OBA，并能否在当天出院回家。应遵循严格的出院标准，重要的是在病历中明确记录符合出院标准的情况。一份关于牙科深度镇静后患儿出院后不良事件（最初 24h 内）的家长问卷报告如下：嗜睡发生率为 62%，食欲缺乏发生率为 29%，失眠发生率为 13%，恶心和呕吐发生率为 11%。有症状或诊断为呼吸暂停（中枢性、阻塞性、睡眠）的患儿应进行仔细筛查，笔者还建议：必要时需在医院接受后续治疗。

★ 具体的牙科患者的术前评估

除了患者的病史和体格检查外，还应仔细考虑拟行的手术及伴随的风险。特别令人担忧的是，在使用开口器、口腔探灯或体位（仰卧、半仰卧）过程中，担心松动的牙齿和其他异物导致的气道阻塞。对于成年患者来说，与牙科医生的密切咨询可能是由于中度至重度牙周疾病、牙齿松动、牙齿断裂、既往口腔外伤及严重的蛀牙。而在儿童中，尤其是发育不复杂的健康个体中，第一副（乳牙）齿列通常遵循可预测的萌出序列表，因此有助于麻醉医生预测脱牙风险的能力。通常在 6 岁左右，儿童将开始失去第一颗上门牙和下门牙，其次是 9～11 岁的第一颗第一磨牙，然后是 9～12 岁的犬齿，最后是第二磨牙。在制订镇静和麻醉治疗计划之前，必须注意牙科用具和牙科器械的放置（图 10-2，见彩图）。成人可能有可拆卸的矫治器 [全口或部分义齿、种植体保留义齿、正畸保持器和（或）其他装置]，应在诱导镇静或麻醉之前去除，因为这些矫治器可能会造成

☆ ☆ ☆ ☆

严重的异物阻塞气道或误吸。较小的设备，如牙科植入装置和种植体组织愈合基台（小螺钉或其他固定装置），牙医也应在镇静或麻醉前移除。对于儿童和青少年，在插入喉镜、声门上气道、口咽通气道或气管插管时，直接固定在腭穹隆中的半永久性固定装置，如正畸托槽、正畸丝，甚至腭扩张器（图 10-3）可能会造成重大问题。如果患者气道安全因这些硬件问题而受到影响，在麻醉诱导之前应讨论不同的策略，包括需要紧急去除。

　　颌间固定通常用于稳定下颌骨骨折后的上下颌复合体。这种技术使用固定在交叉的牙齿上的金属丝和橡皮筋来实现口腔的半永久性闭合。如果需要紧急气道通路，麻醉医生必须能够立即使用金属丝切割器（图 10-4）或类似的设备。

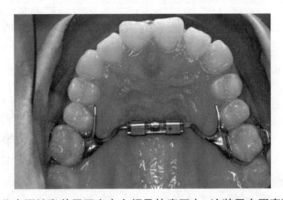

图 10-3　半永久性儿童腭扩张装置固定在上颌骨的磨牙上。该装置在腭穹隆有一个膨胀螺丝，可能会干扰直接喉镜和其他气道工具的使用

图片由 K. McClure, DDS, Los Angeles, CA 提供

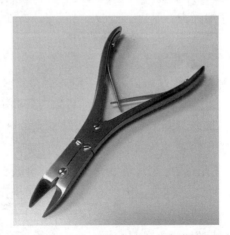

图 10-4　口内钢丝钳，在紧急时可以让颌间固定或者多个弹性颌间结扎来暂时稳定下颌骨的患者进行开口

图片由 J. Tom, DDS, MS, Los Angeles, CA 提供

应遵循严格的禁饮禁食（NPO）准则。对于择期手术，应遵循最新 ASA 的《术前禁饮禁食和使用药物降低肺误吸风险的临床实践指南：适用于接受择期手术的健康患者》中概述的方案。麻醉医生、监护人、家长及诊所工作人员必须特别注意许多牙科候诊室通常提供的饮水机和其他食物。因为用于冲洗或漱口的水杯很容易拿到，牙科诊所可能会无意中面临违反 NPO 的风险。大多数牙科椅装置上有标准的空气 - 水注射器，可以方便分配饮用水。应尽量确保患者等候区和治疗区均没有饮用水和食物，以尽量减少违反 NPO 的违规行为。牙科和口腔颌面外科手术更容易发生口内出血，应强烈考虑尽量减少术后恶心呕吐的策略。

★ 手术诊室规模和应急响应计划

牙科手术诊室的规模和布局是诊所里全身麻醉危机应急处理的一个重要的考虑因素。大多数牙科手术区比医院或院外手术中心的手术室小得多。如果在牙科诊所实施麻醉或镇静，请务必熟悉并遵循 ASA《关于牙科诊所中实施镇静和麻醉管理的声明》《美国牙科麻醉医师协会医疗原则》和 AAP-AAPD 的《儿科患者在无痛诊疗之前、其间和之后的监测和管理的指南（2016 年更新）》。

理想的牙科手术诊室需要 10.5ft×11.5ft（1ft=0.3048m）的空间，是医院或手术中心手术室平均面积的 1/4 ～ 1/3，比内镜诊室的最低标准空间小 33%。许多牙科手术室的设计包括在椅子头部后面的固定橱柜，其可以让麻醉医生旋转并放置椅子以进行有效的气道管理。便携式麻醉机和呼吸机的空间通常非常有限，大多数情况下，该空间与手术的牙医和牙科助理共享，他们坐在非常靠近患者头部、麻醉回路（如果使用）和直接视觉监测的地方。监测、药物和器械的放置可能因地点而异，因为很少有与手术室一样有足够的空间来容纳医院平均大小的麻醉治疗车。

在开始治疗之前，还应确保牙科椅在完全伸展位置的稳定性，因为许多牙科椅不利于在心肺复苏期间进行胸外按压。大多数现代牙科椅都可以在协助下移动，尽管人们普遍认为它们固定在地板上。如果需要心肺复苏，重要的是要能立即拿到心肺复苏术加压板或类似的能支持心肺复苏的设备。此外，在牙科椅的头枕下放置可用的牙科辅助椅有助于在进行剧烈胸外按压时复苏平台的稳定性。应该注意的是，将患者从牙科治疗椅上移到地板上进行复苏可能会导致进一步的伤害并延迟及时救治。《ASA 关于手术室外麻醉地点的声明》要求房间有足够的空间来容纳进行麻醉和应对紧急情况所需的设备、监护仪器和抢救人员。

与适当的诊室医务人员一起进行的模拟复苏演习是牙科 OBA 基本紧急培训的一部分。事实证明，即使对于牙科规培医生和牙医助理来说，模拟也起到重

☆ ☆ ☆ ☆

要的作用。为牙医助理及牙科第一年和第二年的住院医生进行医疗危机管理模拟活动，介绍常见的紧急情况，包括过敏反应、喉痉挛、镇静药物过量及多种药物引起的心律失常等。在所有参与者中，91.7% 的人承认这种模拟活动是危机管理技能提升的良好工具。OBA 有效模拟培训的策略也已在口腔颌面期刊中全面介绍过。模拟应包含团队的所有成员，并为每个成员分配明确的任务。团队成员包括外科医生、麻醉医生和外科助理及前台文员。场景包括气道管理、血管通路建立、药物准备、药物使用，以及除颤器、心脏复律或起搏器的使用。

ASA《2018 年中度镇静和镇痛的无痛诊疗实践指南》清楚地描述了对应急准备和处理的要求。这些措施包括备有苯二氮䓬类药物和阿片类药物的拮抗剂，以及至少有 1 名熟练人员能提供正压通气及建立静脉通路。他们建议进行团队培训、模拟演习及制订和实施安全核查表，还需要创建和实施质量改进的流程。世界卫生组织支持使用安全核查表来提高安全性，并创建了一个全面的儿科诊疗镇静的安全清单，涵盖从镇静前评估到恢复室和出院的所有内容。该核查表也可用于成人镇静，并在必要时根据不同的手术程序和环境进行调整。

★ 牙科诊室的氧气和负压吸引

牙科操作诊室的氧气供应系统存在很大的不一致性。大部分是采用在偏远处的 H 型储罐的中央氧气和笑气输送系统；但是有些诊室可能只使用便携式 E 型的氧气钢瓶。压力表位于中央储罐存储空间的储罐上方的歧管及诊室的柜子里。除了检查储罐本身的容量和压力外，低压侧（患者输送回路）上的两个压力表的读数应接近或达到 50psi，以确保在手术开始之前系统内没有泄漏。在中央氧气系统故障或氧气钢瓶用完的情况下，应至少有两个 E 型氧气钢瓶作为备用，并可调节压力和自充气手动皮囊（气囊阀门面罩）。

大多数麻醉机的气体输送系统，麻醉医生通过旋钮可以手动控制氧气和笑气的浓度，以及吸入的新鲜气体流量；在系统发生故障时该气体输送系统很有用。一些较新的麻醉机全数字化仅通过电子控制面板按钮进行控制，无法直接使用氧气和氮气的调节阀门。麻醉医生应注意，在麻醉开始前应确认在房间里有备用氧气可以应急使用。通常牙科诊室会将 E 型氧气罐的氧气和笑气一起吸入进行镇静，也有诊室会直接使用 E 型液态笑气瓶。值得注意的是，大多数牙科诊室的笑气吸入镇静装置没有提供正压氧源的规定，如在典型的挥发性麻醉气体输送机中的那样。Porter 2210K 定向 Y 型方向阀（Portor, Hatfield, PA）（图10-5）是 OBA 的有用设备，因为它可以立即、快速地从辅助氧气或笑气输送系统切换到具有正压功能的麻醉呼吸回路。

牙科诊室通常有两种类型的手术吸引器：小容量负压吸引器和大容量负压吸引器。小容量负压吸引器，通常也称为吸唾器，设计成可以放在牙科患者的嘴里，并在几分钟内吸出唾液。相比之下，大容量负压吸引器类似于手术室里的负压吸引，可以快速吸引大量液体。麻醉医生应使用大容量负压吸引系统，因为它可以在喉痉挛或气道阻塞的情况下迅速清除气道中的液体和异物。这可能需要适当规划，因为大容量负压吸引系统基本是由口腔外科医生使用，而且许多诊室只有一台大容量负压吸引装置。与大容量吸引系统连接的吸引皮管头端很少有多孔的设计，并且在大多数常规牙科操作中可能很容易被舌、颊部组织或咽部组织所堵塞。如果需要使用牙科医生的负压吸引系统，可以使用适配器在几秒钟内将牙科医生的吸引器切换到使用标准 Yankauer 吸引器头。相比之下，低速系统使用直径较小的负压吸引管道，可能需要几秒钟才能排出口腔里阻塞的血液和液体，并且更容易被黏性流体和颗粒碎屑所堵塞。值得注意的是，大多数牙科手术室系统不使用手术室环境中常见的手术吸引罐或标准手术吸引管路，因此在手术操作前必须考虑伸展的距离及对吸引皮管头和导管能否匹配。

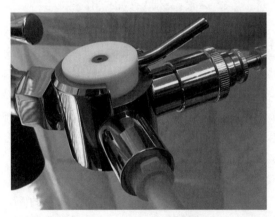

图 10-5 Porter 2210K 是 Y 型方向阀，可以安装在普通的 Porter 便携式笑气输送系统上，可以让小口径供氧系统立即转换成为大口径系统，可以连接改良的 Jachson-Rees 呼吸回路进行机械通气

Porter MXR 流量计和 Y 型方向阀图片由 Porter Instrument, Parker Hannifin Corporation 提供

通气监测

除了标准的麻醉监测外，笔者发现与单独使用呼气末二氧化碳相比，同时再使用气管前听诊器与二氧化碳监测仪相辅相成，在牙科镇静和全身麻醉期间提供更可靠和实时的通气监测方法。

《美国麻醉医师协会基本麻醉监测标准》规定，除非因患者、手术或设备的性质无法监测，否则必须持续监测呼气末二氧化碳。2018 年 ASA《中度镇静镇

☆☆☆☆

痛无痛诊疗指南》还要求由单独的指定人员（非手术医生）负责监测呼气末二氧化碳和其他生理方面的监测。此人员应能够识别呼吸暂停和气道阻塞，还可以立即寻求帮助。如果镇静水平和生命体征稳定，该人员还可以帮助完成次要的、零碎的任务（如抽吸、对光、帮忙打开组织和脸颊）。指南建议在开始镇静之前进行二氧化碳监测（可以在不合作的患者中实现中度镇静时再用）并持续监测，除非因患者、手术或设备的性质而禁止或无效。对于牙科诊室中实施深度镇静和全身麻醉，ASA、AAP-AAPD 和 ASDA 要求有单独的麻醉实施者在场，如牙科医生或麻醉医生、经过认证的注册麻醉护士或另一位口腔颌面外科医生。最近对 2006 年以来发表的 13 项随机对照试验的荟萃分析支持二氧化碳监测在无痛诊疗中可以降低呼吸相关事件风险方面的重要作用。二氧化碳监测可以早期增加监测呼吸不良事件的可能性，可减少对气道干预的需求。二氧化碳监测、对患者的观察和脉搏血氧饱和度仪的结合减少了轻度和重度血氧饱和度下降的发生及辅助通气的需要。

二氧化碳监测对于在噪声水平环境（如使用牙科手持工具）期间确认通气状态特别有价值，因为这种情况通常会降低或掩盖监测呼吸音的能力。除了手持工具之外，在大多数牙科手术中经常使用的快速负压吸引也会掩盖呼吸音，听诊器在术中阶段作用不像诱导期和苏醒期那么有用。此外，当需要正压通气来挽救气道未受保护的患者发生呼吸暂停时，二氧化碳监测仍然是确定成功通气和是否充分通气的最有价值的监测。综上所述，同时使用这两种监测有利于麻醉医生对连续通气的监测，而单独使用任何一种监测方式都很容易受到干扰。

一些常规进行的牙科操作可能会改变或阻碍正常的通气。包括全口牙科 X 线片、下颌牙齿拔除、全口牙齿印模、下颌不锈钢牙冠的固定、橡皮障或隔离装置的放置及其他常见的牙科相关的操作。听诊器的使用能够在这些操作过程中立即提醒麻醉医生通气可能有变化，这使其成为二氧化碳监测仪之外非常有用的辅助手段，二氧化碳的监测事件和信号的延迟时间非常短，只有几秒。一些研究人员声称使用二氧化碳监测虽然有延迟但是结合临床的观察，问题并不太大。然而，在牙科诊室进行麻醉时，麻醉医生通常距离气道几英尺，并且牙科医生使用的口腔屏障或隔离装置、手术单、灯光和仪器妨碍了对患者头部和胸部的直接观察。

现代气管前听诊器具有监测呼吸音的定性变化，有一定的敏感度，如共振增加和早期喘鸣音，这是临床观察无法察觉的（图 10-6）。在一项关于静脉诱导患者在辅助通气时出现哮喘的研究中，Pisov 等发现 25% 的哮喘患者发生喘息，而非哮喘患者的喘息发生率为 6%。鉴于儿童早期龋齿患者的反应性气道和哮喘发生率较高，围手术期听诊通常为牙科麻醉医生提供非常有价值的信息。

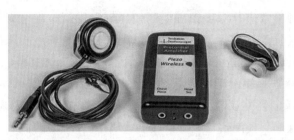

图 10-6　无线气管前听诊器可以在几英尺的范围内提供连续呼吸音监测
图片由 Sedation Resonrces Inc, Lone Oak, TX 提供

头部固定

在牙科和口腔外科手术中，操作者可能在整个手术或手术过程中移动患者的头部和下颌骨，特别是在前面提到的手术时。如果头部未固定，牙科医生的操作可能会使气管导管或者喉罩移位。出于这个原因，非常希望在手术或手术开始之前固定头部的位置。鉴于使用的牙科椅种类繁多，在牙科椅上进行麻醉时，这种看似简单的固定头部的操作也可能会变得复杂。

大多数牙科椅都是柔软舒适的，没有提供患者约束带，因为这些牙科椅不是为了方便幼儿在全身麻醉的理想位置而建造的。通过使用固定板可以克服这一点，它具有双重目的，即固定患者并允许在颈部和肩部支撑的帮助下将头部固定到位。如前所述，保护性固定必须遵循 AAPD 的指导方针。当以这种方式固定时，气道梗阻的可能性要小得多。虽然一些操作者可能不习惯将患者的头部保持在固定位置，因为会发现视野和操作受限，但调整牙科治疗椅以头高足低位可以规避这些问题。

术中消防安全

牙科手术期间的手术火灾是一种罕见但毁灭性的事件，直到最近才得到广泛的重视。牙科诊室中存在引发诊室火灾的相同条件：氧气积聚、离火源较近及易燃物的存在。来自鼻导管的辅助吸氧已被证明会导致面部周围的氧气集中，其浓度为 24.9% ～ 53.5%，最高浓度一般在嘴角和下唇下方。

火源包括电刀装置，在牙科操作的某些切割过程中可能会偶尔产生火花。易燃材料和溶剂在牙科操作中也很常见，但是在富氧存在的情况下，即使是通常的不易燃材料也会燃烧。特别是在私人诊室中，谨慎的做法是知道当地的应急服务的位置及能及时联系他们（紧急医疗机构和急救人员，包括消防部门），让他们了解诊室的情况及其位置。

☆☆☆☆

在儿科牙科手术进行深度镇静期间使用辅助供氧是安全无痛诊疗的公认组成部分。呼吸停止前补充氧气已证实可以延长血氧饱和度下降的时间。头高位或反向 Trendelenburg 体位也可以延长血氧饱和度降低的时间。已经提出了几种策略来为儿科患者使用辅助吸氧的价值与潜在手术火灾风险之间做出平衡。麻醉患者安全基金会建议从业人员限制辅助供氧的浓度为吸入氧浓度（FiO₂）30% 以下。氧气 - 空气混合器，能够提供 21% ～ 100% 的血氧饱和度，每增加 1L 的氧气流量可以增加 3% 的血氧饱和度。尽管此类混合器很容易连接到标准麻醉机上，但将混合器与牙科门诊通常使用的牙科氧气 - 笑气输送系统一起使用并不简单。

ASA 手术室火灾流程建议术者在预计头部、颈部或面部手术期间需要高 FiO₂ 时，考虑使用气管插管或喉罩进行全身麻醉，而不是行中度或深度镇静。一个更简单但同样重要的策略是持续使用高速口内吸引来排出电刀和其他潜在点火源附近聚集的氧气。VanCleave 等在体外试验中仅观察到 10% 的燃烧，而没有负压吸引的临床试验中有 52% 的比例观察到有燃烧发生。最后，牙科医生和麻醉医生之间的良好沟通最大限度地提高了消防安全，因为电刀的使用通常是有计划性的，牙科医生通常知道可能产生口内火灾所需的条件。

牙科诊所的吸入麻醉

通过培训，麻醉医生充分了解吸入麻醉系统前端的操作和使用，即麻醉机、呼吸回路和患者部位的组件，但很少有人对系统的后端也同样熟悉，其中包括医疗机构的医用气体管道、负压吸引和废气清除系统。前往牙科诊所进行麻醉的麻醉人员通常认为吸入麻醉系统的后端功能齐全且安全，但事实可能并非如此。

所有牙科诊所都应遵守国家消防安全协会（NFPA）的规范，标题为《NFPA 99：医疗机构设施规范》。该规范创建于 1999 年，每 3 年更新 1 次，特别规定了美国所有医疗机构和牙科诊所气体装置的最低安全标准。尽管一些牙科医生错误地认为该规范不适用于他们的诊所，多年来，NFPA 越来越关注牙科诊所气体管道系统的结构缺陷，这些缺陷会导致患者受伤，甚至死亡。

2018 年版修订的 *NFPA 99* 中第 15 章"牙科诊所气体和负压吸引系统"中包含了针对牙科诊室明确的标准。牙科诊室根据镇静水平分为 3 个类别：第 1 类包括提供深度镇静和全身麻醉的诊室；第 2 类是提供中度镇静的诊室；第 3 类诊室仅提供笑气抗焦虑和最低限度的镇静作用。这 3 个级别中的每一个级别都包含一套独特的医用气体供应标准（表 10-1）。使用第 3 类规格内置笑气镇痛系统的诊室可能不具备第 1 类诊室所需的安全功能和替代设备。这种不匹配可能会导致潜在的不良后果。例如，通过适配器连接到第 3 类诊室里的气体和负压吸引供应的麻醉机可能会导致流向麻醉机的新鲜气体在负压吸引之间流动。为了确保符合 NFPA 99，独立的美国安全工程师协会（ASSE）6030 医用气体检验员应对任何新设施设备进行例行监测或在医疗机构或诊室中增加额外的镇静和麻醉服务进行确认。

表 10-1　医用或者牙科气体系统的类别

类别	类别 3	类别 2	类别 1
允许的麻醉深度	抗焦虑和轻度镇静	中度镇静	深度镇静和全身麻醉
需要区域阀	否	是	是
需要区域警报	否	是	是
主报警控制系统	是	单个	双
管路压力控制	通过制造商	高峰需求要增加流量	高峰需求要增加流量
负压吸引系统	牙科负压吸引	单一系统	将麻醉废气和医用负压吸引器与牙科负压吸引器分离
测试与确认	当地法规和制造商规格	ASSE 6030 第三方验证	ASSE 6030 第三方验证
储备气体供应	不要求	1d 的储备供应量	1d 的储备供应量

注：根据 NFPA 99 医疗和牙科气体系统要求的比较。这些要求基于诊室中正在实施的麻醉深度
经 APSF 许可转载和修改。Wong JL, Gschwandtner G. Safe Gas Systems and Office-Based Anesthesia.
Anesthesia Patient Safety Foundation Newsletter 2018; 33(1): 18.

小结

为牙科患者提供 OBA 或镇静会产生一系列特有的困难和限制条件。全面了解各个牙科协会的政策、指南、声明和建议，以及专门与牙科诊室相关的最新 ASA 和 AAP 的立场，对于确保安全和合规的临床实践非常重要。诊所的平面图和麻醉或镇静位置的局限性应该激发创造性的规划和智慧。应急准备、模拟演练和应急清单应定期排练，并让诊室团队里的所有成员参与，从前台工作人员到助手再到医生或牙科医生。患者生理监测必须符合医疗标准，除最小镇静和抗焦虑以外的所有镇静需行呼气末二氧化碳监测。辅助供氧可以在严重低氧饱和度之前提供一些额外的宝贵时间，以防呼吸暂停、呼吸功能受损或心搏骤停。发生火灾时应认真遵循消防安全并进行安全演练。应通知当地的应急部门，包括消防部门、紧急医疗和辅助医疗等部门，应告知诊所的确切位置。如果诊所难以找到，演习应包括这些应急服务部门对诊所的例行巡视。想要最大限度地提高安全性和优化牙科医疗服务，需要全面的团队合作，应全面了解并需要遵循相关指南和声明。

第 11 章
日间手术麻醉的质量改进：做出对您有益的改变

Christopher J. Jankowski, MD, MBOE, Michael T. Walsh, MD

关键词
- 质量 ● 精益管理 ● 持续质量改进 ● 浪费

重点
- 质量改进工作应侧重于为患者创造更多的价值。
- 精益管理是一种改进方法，旨在通过减少浪费和培养员工解决问题的技能来为客户创造更多的价值。
- 精益管理应以科学方法为根本。

引言

完美是无法实现的。但追求完美，会使你卓越。

—Vince Lombardi

每个系统都经过完美的设计，以获得它所得到的结果。

—Paul Baltaden, MD

能够生存下来的物种不是最强壮的，也不是最聪明的，而是最能适应变化的。

—Charles Darwin

美国的医疗费用非常昂贵。2016 年美国医疗保健支出达 3.3 万亿美元，占国内生产总值（GDP）的 17.9%。其他工业化国家的相应支出仅占其 GDP 的 9.6% ～ 12.4%，但他们的医疗获得的结局表现更好。此外，美国 1/4 ～ 1/2 的医疗保健支出是浪费的，并且医疗事故可能是导致死亡的第三大原因。外科手术和许多诊疗过程中常出现差错，同时还引发职业倦怠。因此，在医疗保健系统及其流程中有充分提高质量的空间，这些改进将使医务人员、医疗保健机构、支付方及患者受益。随着报销越来越多地与质控指标挂钩，以及医疗消费者越来越成熟，对超常价值的期望越来越高，应激励医务人员提供高质量医疗服务并不断进行改进。

日间手术可能是质量改进工作的理想方式。首先，日间手术越来越普遍。在美国，每年有超过 2300 万例手术在日间手术中心（ASC）进行，随着 ASC 承担越来越复杂的手术，这个数字还将继续上升。因此，日间手术的改进有可能对公共健康和医疗保健产业产生重大影响。此外，日间手术特有的快速周转特性和以患者为中心的及时便捷、疼痛控制、恶心呕吐预防等特点，这些都为高质量的工作提供了充足的机会。最后，麻醉医生、外科医生、护士和其他人员之间的跨学科合作已成常态而非例外。这种团队合作在医疗质量上做出的改进既有意义又至关重要。

本章简要回顾了质量衡量标准，以及质量改进和质量保证之间的区别，并讨论了在日间手术中使用精益管理作为提高质量的方法。

什么是质量？

价值被经典地描述为 $V=Q/C$，其中 V 是价值，Q 是质量，而 C 是成本（图 11-1）。成本被定义为达到预定的质量水平所需的资源（财务和其他）的数量，计算起来相对简单明了。然而，对质量的定义更具有挑战性。因此，制订质量计划的第一步是就对质量的定义达成一致。这是决定哪些关键绩效指标构成示范单位内改进工作的基础的必要前提（见后面的讨论）。

$$价值 = \frac{质量}{成本}$$

$$价值 = \frac{对患者至关重要的健康结局}{成本}$$

图 11-1　价值的方程式。由经典的价值方程式衍变而来。在经典方程式中，价值＝质量／成本，其中成本定义为达到预定质量水平所需的资源数量，包括财务资源和其他资源。然而，质量通常难以描述。在这个变量中，分子对患者重要的健康结局，成本被定义为实现预定结果所需的财力和其他资源的数量

数据来自 Porter ME, Lee TH. The strategy that will fix health care. Harvard Business Review 2013; 91(10): 50-70

一种方法是使用由各种监管机构、认证组织或医学会制订的质量衡量标准。这些预定义的质量决定因素具有现成可用的优势。此外，由于需要上报的要求，可能会追踪他们的临床医疗实践。然而，在决定跟踪哪些指标时，重要的是选择对患者有意义的结局指标，或者选择与这些结果密切相关的过程指标。

★ ☆ ☆ ☆

另一种方法是选择属于更广泛类别的质量衡量标准。这将包括前面提到的更具体的措施，但也将允许改进对当地有意义但未包括在已公布的质量衡量标准中的指标。美国国家医学研究院（原美国医学研究院）对质量的定义：为个人和人群提供的卫生保健服务并提升预想的健康结局的可能性的程度，并需要与当前的专业知识相一致。

确定了以下 6 个质量领域。

- 效力：提供医疗服务并取得科学循证证据支持的结果。
- 效率：最大限度地提高所提供的医疗保健单位的质量或单位使用资源的健康效益。
- 公平：不管是什么样的患者，我们都要根据其不同的临床状况或医疗喜好提供同等质量的医疗服务。
- 以患者为中心：满足患者的需求，尊重患者的选择，并予以医疗宣教与支持。
- 安全：将实际或潜在的身体伤害降至最低。
- 及时：给予所需的治疗，最大限度地减少治疗的延误。

无论临床中采用何种质量模型，医务人员和其他利益相关者的首要目标必须是为患者提供更高的价值，其中价值被定义为与实现这些结果的成本相比所实现的对患者至关重要的健康结局（图 11-1）。

质量保证与质量改进

尽管质量保证与质量改进都是必不可少的，但区分质量改进和质量保证是很重要的。在医疗服务领域，传统上都是从保证而不是改进的角度来定义质量。质量保证致力发现和克服问题以提高质量。目标是实现结果（通常被任意定义）、遵守流程措施、成本或所有三者的标杆。因此，重点是解决异常值或统计尾部，以使其"足够好"。其结果是对实践或个人是否符合可接受的业绩或合规标准的两种判断。我们假设通过达到这些标准，就会实现卓越。然而如前所述，许多标杆，特别是那些用于过程测量的基准，可能与患者的结局或价值的改善无关。此外，仅以标杆为目标会对质量设置人为上限。

相比之下，质量改进方法是数据驱动的，关注过程和整个样本（而不是统计离群值），以获得可能的最佳结果。这种方法是探索性的（完美是什么样子的？如何改进流程，更接近完美？）和科学性的（见后续讨论）。

精益管理

精益管理是一种质量改进方法论，其主要关注点是"从客户的角度竭尽全力将浪费转化为价值"。浪费可分为 7 类：运输、库存、移动、等待、过度加工、生产过剩和缺陷。在日间手术环境中可以找到每种情况的示例（表 11-1）。第 8 种浪费，即对人的天赋、技能和知识未充分利用，在医疗服务机构中很常见，不管是员工没有执行与其培训水平相称的任务，还是领导没有利用一线员工的知识来发现和补救改进机会。鉴于医务人员都是受教育程度较高，以及他们的积极性，这可能是所有浪费中最关键的一点。

表 11-1　精益管理中的 7 种浪费

浪费类型	描述	日间手术示例
运输	人员、产品或信息从一个地方流动到另一个地方	患者从入院到术前等待区再到手术室
库存	正在进行的工作或现有材料或信息多于为客户服务所需的范围	库存过多的消耗品
移动	工作空间内过度移动	物资没有储存在需要的地方
等待	(1) 等待服务、产品或设备 (2) 闲置设备	(1) 患者被告知早上 6：30 到达，而手术却到下午 2：00 才开始 (2) 手术机器人每周只使用一次
过度加工	在产品或服务中执行比客户要求更多的工作、添加更多组件或执行更多步骤	不能改善结局的随访预约
生产过剩	生产产品超过实际需求	没有必要的术前诊断检查
缺陷	需要返工的差错	用药差错

尽管由丰田汽车公司通过丰田生产系统（TPS）全面发展而来，但精益管理的起源可以追溯到几个世纪前。在布匿战争期间，威尼斯兵工厂通过使用可互换零件、标准化和早期装配线，以每小时一艘的速度生产船只。精益管理的现代历史始于亨利·福特和高地公园生产线。1913 年，福特在密歇根州的高地公园开设了工厂，移动生产线和其他创新使 T 型车得以大规模生产。后来，丰田的代表研究了福特的制造工艺，征求工人的意见和反馈加以改进，并让工人掌握了工艺。此外，还开始使用 Deming 和 Shewhart 引入的统计过程控制和其他原则。精益管理一词是由 Womack、Jones 和 Ross 在他们 1990 年的书 *TPS*（The

☆☆☆☆

Machine That Changed the World）中提出的。从那时起，精益管理原则和TPS开始应用于各行各业中。

精益管理适用于制造业。然而，尽管医疗服务系统具有独特的历史、文化、技术和复杂的流程，但决定哪些有效、哪些无效时所涉及的管理实践在包括医疗服务在内的各个行业都是相同的。从21世纪初开始，美国的一些医疗系统开始进行精益管理，包括威斯康星州东北部和弗吉尼亚州的ThedaCare，以及华盛顿州西雅图的Mason医学中心。从那时起，精益管理已被世界各地的医疗系统所采用，并成为医疗相关文献中最常报道的改进方法。精益管理可应用于改善日间手术环境中的所有流程：排班、手术室和其他资源的利用、供应链、药房、实验室、临床医疗、药房等。在成功实施后，它将带来更好的医疗资源整合、更高层次的工作人员和患者的满意度、更好的排班、更高的利润率、更少的患者死亡、显著缩短了等待检验检查结果的时间、显著提高了生产率并降低了库存成本。最重要的是，这是一种方法，可以将这一组织的文化转变为一种以尊重患者和医护人员的方式提高价值和追求完美的文化。

文化转型是实现持久变革的关键。转型可以从单个改进项目开始。如果可以关注一个具体的问题则是一个非常好的起点。然而，这一组织必须防止从纯粹项目导向的角度来实现质量改进。在这些情况下，个别项目通常表现出巨大的初始前景，因为强度很高，而且重点突出。早期的结果可能令人鼓舞，但随着精力和注意力转移到较新的项目或不同的优先事项上，很快就会倒退。对银行业精益管理项目的研究已经确定了衰退问题的范围及其促成的因素。回顾5年内数百个精益管理项目，其中27%的项目在第一年后回归基线，超过50%的项目在两年后回归基线。此外，只有36%的成功项目在启动两年后得以持续。因此，采用只针对项目的方法不太可能带来长期的成功。此外，无法进行持续改进的因素与最初达到成功的原因不同（例如，当地领导的经验、精益管理培训的水平、团队合作的时间长短）。持续成功最重要的驱动力是高层领导一直以来的支持。专注于团队的核心目标或解决员工所谓痛点的改进也更有利于长期持续的成功。精益管理转型需要整个团队的共同努力。

开启精益管理之旅

关于如何在日间手术环境中具体实施精益管理超出了本章的范围。下文描述了成功的精益管理转换的一些显著特征。许多资源和书籍可以用来深入阅读精益管理工具和理念。然而，考虑开启精益管理之旅的团队应该寻求一位经验丰富的教练。

☆　☆　☆　☆

★ A3

A3 是指纸张的一种国际尺寸规格，尺寸约为 11in×17in（1in=2.54cm）。然而，在使用精益管理的团队中，A3 是将团队面临的问题记录在一张纸上的方法。A3 的设计可以根据特定问题或团队的需求而变化。图 11-2 显示了 A3 表格的一个例子。该表格可以根据团队的特定问题或需求进行调整。然而，该格式和目标应该以下列问题为指导。

（1）有什么问题或议题？

（2）谁遇到或负责这个问题？

（3）问题的根本原因是什么？

（4）解决问题的建议对策是什么？

（5）应尝试哪些对策？

（6）获得所有利益相关者认可的计划是什么？

（7）实施对策的计划是什么？

（8）在实施过程中可以预见哪些问题？

（9）哪些指标将决定对策是否成功？

（10）如何分享结果？

A3 是一份动态文件，旨在随着项目的进展和对拟定问题的理解更透彻而进行修订。它直观地捕捉了解决问题的思维过程。它的使用是鼓励和促成合理解决问题和使用科学方法学习的基础。

★ 计划—执行—检查—处理

我们的态度是，我们负责发现做任何事情的最佳方法，我们必须将制造过程中采用的每一过程都视为纯粹的实验。

——Henry Ford

计划—执行—检查—处理（PDSA）循环是一种简单而有力的方法，可以系统地评估小规模的变化测试。它是由 Shewhart 和 Deming 在 20 世纪 20 年代提出，并广泛应用于商业领域，是精益管理中质量改进方法的重要组成部分。对医务人员来说，这个概念最初可能看起来很陌生。然而，它类似于科学方法：①观察；②假设；③进行实验以验证假设；④从实验结果中得出结论并完善假设（图 11-3）。因此，PDSA 循环是那些有医疗服务或科学背景的人所熟悉的解决问题和改进的方法。

PDSA 循环最重要的特点是它们是迭代执行的，上一个循环的结果和分析构成下一个循环所测试假设的基础。目标是把每一个循环作为一个改进的机会，来测试关于潜在干预措施的个别假设，并促使改善。随着每个循环的进行，我们可获得关于各种对策的有效性的知识。如果 PDSA 循环没有导致最后的改进，

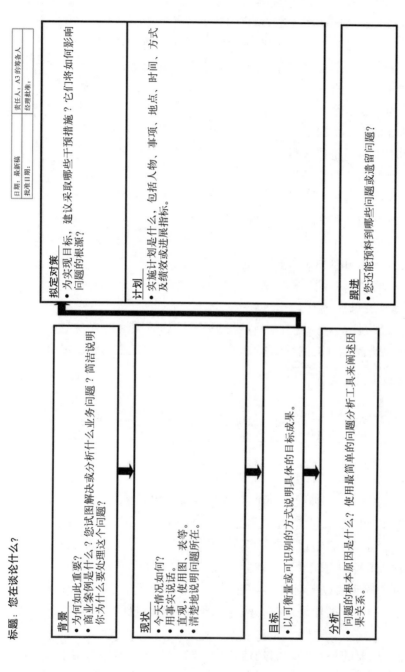

图 11-2 A3 格式

该格式可根据团队的特定问题或问题需求进行调整。然而，A3 通常包含以下内容：①标题，所解决问题的名称；②所有者，确定问题是谁的；③日期，A3 表格的最新修订日期；④背景，确定问题的重要性；⑤现状，描述现有问题当前已知的一些情况；⑥目标，确定期望得到的结果；⑦分析，确定现状与预期结果之间差距的原因；⑧拟定对策，解决问题或实现目标的可能的干预措施；⑨计划，测试和实施对策的计划；⑩跟进，描述回顾结果的计划，并预测遗留问题

改编自 Shook J.Managing to learn: Using the A3 management process to solve problems, gain agreement, mentor and lead. Boston: Lean Enterprise Institute, Inc.; 2008; 已获许可

并不意味着该 PDSA 是失败的，相反它能反映出哪些改进措施或对策对于拟定的情况或问题可能是无效的信息，需要质疑 PDSA 循环产生改进的有效性。然而，PDSA 方法的失败通常是由于仅使用循环的"计划—执行"部分，而没有研究结果、调整假设，随后以循环方式测试基于先前实验结果的新假设。

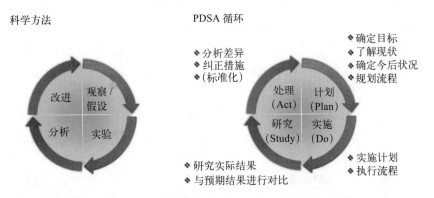

图 11-3　PDSA 循环类似于科学方法。因此，医务人员熟悉这种测试改进的方法

引自 Deming, W. Edwards, The New Economics for Industry, Government, Education, second edition, PDSA Cycle, p. 132, © 2000 Massachusetts Institute of Technology, by permission of The MIT Press.

自定义标准化工作

重复做一件好事没有坏处。

——Plato，公元前 428/427 年至公元前 328/327 年

每天反复做的事情造就了我们。因此，优秀不是一种行为，而是一种习惯。

——Aristotle，公元前 384 年至公元前 322 年

标准化工作是提高质量的有力工具。这是一个起点，没有它就不可能有改进。标准化工作被定义为当前能安全地达到最高价值结局的最佳方式。在临床环境中，标准化工作涉及将最佳实践持续应用于患者诊疗中。尽管有医生抵制和认为这像食谱一样死板的医学，但几十年来，它在内科和外科手术中的使用一直很普遍。例如，高级心脏生命支持的流程、加速康复外科临床路径、癌症化疗方案和免疫治疗方案。在日间手术中，标准化工作可能包括日间手术麻醉学会的临床实践指南。

必须要认识到，将标准化工作应用到临床实践中，意味着如果环境改变要会做出与常规实践不一样的决策的重要性。事实上，标准化的临床医疗可以作为患者问题的适应证。例如，未能达到复苏标准应及时寻找原因。标准化工作的另一个关键特征是，随着时间的推移，基于目前对最佳实践的理解而不断修订。随着新知识的产生，它被纳入到标准化工作。

☆★☆☆

最后，也是最重要的一点，标准化工作是质量改进的基础，因为它稳定了系统，允许对其进行分析，并确定了改进的机会。

示范单元

示范单元对成功实施精益管理至关重要。示范单元是团队内最初应用精益管理思维的独立区域。让一个独立的团队作为一个示范小组工作，可以让他们熟悉精益管理，了解其解决问题的方法和工具。套话的说法是一个示范单元应该有"一英寸宽，一英里深"。

示范单元可以是一个部门、一条服务线，甚至是一个手术室。从离散的模型单元而不是从整个团队开始，有几个优点。首先，它减少了转换所需的资源和时间，并且比尝试在整个团队中同时进行转换风险更小。它还为团队成员提供了一个测试新想法和新概念的机会，并将失败作为学习的途径。最后，它成为团队里的一个展示平台，展示了什么是好的，并获得了其他团体和领导的认可。

几个因素影响示范单元的选择。可能有一个具体的、高度优先的问题需要解决，或者需要减少浪费。应考虑拟定模型单元内团队成员是否准备好开始这个过程。管理人员、员工和医生应认同改进是必要的和可能的。

为了取得成功，示范单元必须专注于对企业有意义的问题。所有团队成员都应该能够清楚地陈述进行改进工作的商业事件，此外，把握单元内每个人相同的关注点将提高成功的可能性。

其目的可以是解决安全问题或以患者为中心的结局衡量，如术后疼痛。然而，以改善手术室调度等问题为中心的努力也是适当的。有证据表明，精益管理实施的早期阶段应关注非临床问题。

同样重要的是，单元的工作范围应与团队的战略目标或关键绩效指标保持一致。如果这些还没有确定，那这应该是第一个目标。今后，所有改进工作都应以团队的一小撮关键指标为中心。

示范单元制订的新流程应植根于标准化工作，即当前进行该过程的最佳方式（参见前面的讨论）。团队成员应遵循标准化工作。然而，标准化工作可以根据 PDSA 循环进行更改（参见前面的讨论）。

最后，示范单元必须有高层领导的支持。变革和改进具有挑战性，尤其是当目标是建立以患者为中心并注重过程改进的文化。如果没有管理层的明确支持，这些努力不太可能成功。吸引高层领导的一种方法是使最初的改进工作成本适中。如果缺乏高层领导的支持，应重新考虑是否使用示范单元拟定的决定。

☆　☆　☆　☆

发展精益管理领导力

到目前为止，成功精益管理转型的最重要预测因素是领导力。领导力为团队设定了方向，如果没有领导层的承诺，精益管理转型将会失败。实施精益管理需要一种新型的领导力。传统的医疗管理方法是专制的，涉及目标管理，即领导层设定目标，管理层采取一切必要措施实现目标。相比之下，精益管理涉及按流程管理。采用这种方法，管理层的目标是教一线员工自行识别和解决问题。特别是对于医生来说，这可能需要学习一套不熟悉的能力和态度（表 11-2）。然而，改进领导力的方法将促进员工的发展，并使组织能够利用他们的知识、技能和热情。

表 11-2　白大褂与改善型领导力

白大褂领导力	改善型领导力
● 无所不知	● 耐心
● 船长	● 博学
● 专制	● 引导者
● 责任止于此	● 老师
● 没有耐心	● 学生
● 责备	● 帮手
● 管制	● 沟通者

注：比较传统、白大褂领导力风格和改善型领导力风格的特点

改编自 TToussaint J. A management, leadership, and board road map to transforming care for patients. Front Health Serv Manage 2013; 29(3): 12; 已获许可

小结

日间手术将在日益注重为患者创造价值的医疗服务系统中扮演越来越重要的角色。精益管理是一种完善的改进方法，用于减少浪费、提升患者的价值，并提高员工的满意度。

第 12 章

日间手术麻醉的患者结局：哪些指标是重点

Leopoldo V. Rodriguez, MD[a]; Joshua A. Bloomstone, MD, MSc[b, c, d];
Gerald A. Maccioli, MD, MBA, FCCM[b]

关键词

● 结局 ● 绩效 ● 衡量 ● 绩效激励支付系统（MIPS） ● 未意料到的结果 ● 患者自我报告的体验衡量指标（PREM） ● 患者自我报告的结局衡量指标（PROM） ● 质量支付计划（QPP）

重点

● 医疗服务中最重要的是什么取决于不同视角：患者、医务人员、医疗机构、付款人或政府监管机构。因此，衡量什么是最重要的内容取决于利益相关者。本章回顾了与上述相关者相关的重点措施。

● 提供高质量、以患者为中心的医疗服务要求战略重点始终放在患者所关心的、所期望的、所体验的和结局上。

● 质量支付计划（QPP）旨在帮助患者根据质量报告来选择医生，奖励高质量表现良好的临床医生，并改变行医模式，以更低的成本实现高质量医疗。

● QPP 有意想不到的结果和不足之处：逆向选择、医务人员上报医疗质量的非临床时间增加、成本的高昂及取消顶级措施可能会随着激励措施的取消而降低医疗质量。

● 未来的质量监测措施将包括多学科团队共享、患者自我报告的体验和患者自我报告的结局，并将要求支付者和联邦政府大力发展全国医疗信息联网。

[a] Society for Ambulatory Anesthesiology （SAMBA）, ASA Committee on Performance and Outcome Measures, Surgery Center of Aventura, Envision Physician Services, 7700 West Sunrise Boulevard, Plantation, FL 33322, USA; [b] Envision Physician Services, 7700 West Sunrise Boulevard, Plantation, FL 33322, USA; [c] Department of Anesthesiology, University of Arizona College of Medicine-Phoenix, 550 E. Van Buren Street, Phoenix, AZ 85004, USA; [d] University College London, Centre for Perioperative Medicine Division of Surgery and Interventional Science, UCL 2nd Floor Charles Bell House, 43-45 Foley Street, London W1W 7TS, UK

特别提示：作者对本章中出现的材料或事物无任何经济利益牵扯。

并非所有重要的东西都能算得清楚，也并非每一件算得清楚的东西都真的有价值。

——William Bruce Cameron

医疗服务中最重要的是什么取决于不同视角：患者、医务人员、医疗设备、付款人或政府监管机构。因此，衡量什么是最重要的内容取决于利益相关者。本章回顾了与上述不同视角相关的解决办法。

患者

提供高质量、以患者为中心的医疗服务要求，将战略重点放在患者所关心的、所期望的、所体验的和结局上。传统的临床结局指标，如住院时间或再入院时间，这种指标对于患者来说并不重要。同样，注重遵守流程的指标，如及时给予抗生素，对患者也不具有重要意义。对于制造业来说，质量是由客户定义的，而不是由公司定义的。此外，客户购买的是问题的解决方案，而不是产品。在这一点上，临床医生的医疗质量只能通过医生解决患者现存的问题，患者得出的反馈来决定。

以患者为中心是卫生服务改进研究所三重目标的中心：提升人群健康素质，改善患者的体验和结局，以及降低医疗成本。在这一点上，从患者的角度来看，患者医疗的体验和结局都必须被视为高质量医疗服务的关键衡量标准。毕竟，只有患者才能真正定义他们医疗体验的质量。因此，患者自我报告的体验衡量指标（PREM）和患者自我报告的结局衡量指标（PROM）构成了衡量什么对患者最重要的基础。无论患者在何处就诊，所有患者都希望获得由相同要素定义的医疗体验（表 12-1）。

表 12-1　患者自我报告的体验衡量指标和患者自我报告的结局衡量指标的样本

衡量内容	衡量类型
整洁的环境	PREM
明确的说明	PREM
无并发症	PREM/PROM
医疗费用	PREM
有安全感	PREM
疼痛和症状管理	PREM/PROM
安静的环境	PREM
受到尊重	PREM
机体功能恢复	PREM/PROM

重要的是患者体验和患者预后之间的关系。2014 年，Black 等研究了在英国国家医疗服务系统（NHS）的医院中接受髋关节、膝关节和腹股沟手术的患者的 PREM 和 PROM 之间的关系。研究结果见表 12-2。研究表明，PREM 和 PROM 之间虽然只存在较弱的正相关关系，但证据表明，如果想要优化 PROM 评分，应该确保最佳的患者体验。

表 12-2　PREM 与 PROM 之间的关系

（1）在三种手术中，患者的整体 PREM 评分和 PROM 评分之间存在显著的正相关

（2）其中一个方面是患者对医生的沟通和信任程度会使得患者体验更好

（3）有趣的是，①男性调查报告的积极经历比女性更多；②与年轻患者相比，年龄较大（＞ 60 岁）的患者调查报告更有可能具有良好的体验；③作为衡量社会经济情况的功能工具，PREM 和 PROM 评分没有显著的关联

（4）这篇文章的显著特点之一是报告了手术后患者自我提及的并发症比例（髋部，31%；膝关节，34%；疝气，23%）。关键的发现是，患者就医体验和自我报告的并发症之间存在显著的负相关

（5）这项研究证实了这样一种观点，即患者的就医体验不等于治疗的结局

资料来源：Black N, Varaganum M, Hutchings A. Relationship between patient reported experience (PREMs) and patient reported outcomes （PROMs） in elective surgery. BMJ Qual Saf 2014; 23(7): 534-42.

虽然对 PREM 和 PROM 衡量工具的详细讨论超出了本章书写的范围，但有兴趣的读者可以回顾 Kingsley 和 Pate 发表的文章。此外特别针对围手术期经验，专门设计了评估康复质量的工具，如 QoR40，这是一份由 40 个问题组成的问卷，从患者的角度描述了有关高质量恢复的许多组成要素。像这样的工具不仅可以评估恢复体验，还可以比较麻醉方式、医务人员、医疗设施等。

医务人员和付款人

1999 年美国医学研究所（IOM）撰写了《人人都会犯错：建立一个更安全的医疗体系》（*To Err is Human：Building a Safer Health System*），其中披露了每年医院里有多达 98 000 人死于可预防的医疗差错。在这本书出版后，"10 万人的生命运动"开始了，本书为提高美国国内的医疗服务质量设定了目标和最后期限。调查人员建议建立一个全国性的不良事件自愿差错上报系统，并鼓励医务人员和医疗机构参与。其目的是通过从报告的错误中学习来提高患者的安全性。IOM 还建议加强对医疗服务机构的监督，专业团体和医疗服务购买者应该领导这一过程，制订基准，并监测变化。作为对 IOM 的回应，认证机构、付款人、非营利组织、政府和医疗服务系统发起了重大倡议，并投入了大量资源

来改善患者的安全。2015 年的医疗保险准入和儿童健康保险计划再授权法案（MACRA）要求医疗保险和医疗补助服务中心（CMS）实施一项质量支付激励计划，即医疗质量支付项目（QPP），该计划以两种方式之一，对价值和实现规定过程与结果衡量标准的情况进行奖励：

（1）绩效激励支付系统（MIPS）。

（2）高级替代支付模式（APM）。

总体而言，QPP 旨在完成 3 个问题：

（1）帮助患者根据医疗质量报告（对医生进行比较）来选择医务人员。

（2）根据医疗价值激励表现良好的临床医生，并改变表现不佳的临床医生的行医模式，以提高其医疗价值。

（3）以较低的成本实现高质量的医疗服务。

CMS 和医疗专业组织，如 ASA，一直在开发医务人员行医和患者结局的客观数据进行衡量。被联邦列为患者安全组织的组织，如麻醉质量研究所（AQI）和 Envision 患者安全组织，一直在从团体临床实践和麻醉医生个体那里收集数据并分析数据，并使用这些具体衡量结果来创建基准。其目标是提高围手术期患者医疗的质量，并提供按哪种绩效支付工资的客观数据。AQI 使用国家麻醉临床结果登记处（NACOR），该登记处已被 CMS 批准为合格的临床数据医疗机构（QCDR），以及合格的注册中心，作为麻醉医生审查自己的绩效、找出差距，并与其他医生或医疗机构进行比较的衡量工具。NACOR 能够识别绩效趋势和医生离群值，并提供临床实践改进工具来帮助成员提高绩效。此外，NACOR 还符合 CMS 的法规要求，将行医数据提交给医生质量上报系统和医疗价值修订计划。此外，医疗专业团体和医疗机构可以使用 NACOR 生成的报告来满足联合认证委员会对认证的持续不断的要求。

IOM 和医疗服务消费者呼吁政府付款者提升对提供高质量医疗保健的医务人员报酬。提高医疗质量需要在医疗实践、态度和行为方面做出改变。因此，健康计划和购买方正在转向关注医生医疗行为的支付模式。2004 年，Epstein 等题为"为高质量的医疗向医生支付报酬"（*Paying Physicians for High-quality Care*）的文章提出，有必要大幅增加按绩效付费的激励措施。他们指出，如果金钱数字足够大，医生更有可能对经济激励做出反应。这种激励措施的影响取决于政府的努力。Epstein 等指出，少量的个别措施不太可能产生大范围的改善。他们提议，将财务支付与轮换措施挂钩，并随着时间的推移扩大绩效指标，以此作为长期战略。此外，研究人员指出，需要继续投资以可负担得起的方式衡量和质量跟踪的系统，并继续加强对信息技术的投入，以促进变革。

目前，美国的医疗服务支出每年超过 3 万亿美元，超过国内生产总值的

☆ ☆ ☆ ☆

17%。为了遏制医疗服务支出的增长，2015 年 4 月 16 日国会签署了 MACRA 法案。MACRA 废除了有缺陷且不受欢迎的可持续增长率公式，并依法要求 CMS 实施 QPP。在联邦医疗保险的主导下，第三方付款人越来越多地根据医生和医院提供的医疗质量或他们产生的价值来报销，而不是仅仅根据他们产生的工作量。CMS 认为按服务收费的模式是一个主要问题，突显了美国医疗服务的成本。在他们看来，这种模式导致了高度分散的昂贵医疗服务，而且没有明显的临床结局受益。因此，CMS 一直想让医生放弃按经济激励改为按服务收费模式。

在 QPP 下，有如下两个模式：

（1）绩效激励支付系统（MIPS）。

（2）高级替代支付模式（APM），在高级替代支付模式之下，有如下两个小分类：

● 更高级的高级替代支付模式。

● 基于绩效的奖励支付系统的高级替代支付模式。

从 2019 年开始，接受联邦医疗保险付款的医生需要对这两种模式二选其一。虽然这两种模式的目的是在控制成本的同时提高医疗质量，但医生应该知道其中的主要区别。这两种模式的详细解释不在本章描述，但这里强调了这两种模式的主要区别：

（1）MIPS：在这种模式中，分别从医生在 4 个类别 [电子病历记录系统（EHR）的使用、临床实践改进、质量和成本] 的表现进行衡量和评分。该分数用于调整医疗保险支付。拨款给每个类别的百分比会随之发生变化。

（2）APM：包括参与联邦医疗保险共享储蓄计划、CMS 创新中心计划和责任医疗组织等计划。与 MIPS 不同的是，参与的临床医生必须接受承担行医不佳的经济风险；即无法在保持医疗成本的同时提供更高的医疗质量，或在不影响所提供的医疗质量的情况下降低医疗成本。尽管参与的医生有经济风险，但医生有可能因为成功从而实现更大的经济回报。

QPP 可能带来的不良后果

Shen 研究了基于绩效的合同对因药物滥用而接受治疗的重症患者住院治疗的影响。这项研究强调了逆向选择的风险（即为了改善整体绩效而选择治疗病情较轻患者的经济激励）作为按绩效付费制度的不良后果。当健康的参保患者相对于风险较高或未参保的患者得到优先的医疗时，逆向选择也可能影响日间手术患者的医疗。

质量衡量标准

针对医生的质量衡量标准至少有 4 种。

（1）流程衡量：遵从流程的特定步骤可提高成果。尽管这种做法并非完全真实，但正如外科医疗改善项目（SCIP）中的抗生素预防使用一样，人们希望坚持过程的衡量会带来更好的结果。

（2）平衡措施：这些措施与卫生系统指标有关，即确保一个领域的改善但不能对另一个领域产生不利影响。例如，如果实施多模式镇痛后我们来衡量在复苏室停留的时间，但患者感到过于匆忙，则可能会影响到患者的满意度。

（3）结局指标：世界卫生组织将其定义为可归因于一项或一系列干预措施的个人、群体或人群的健康变化的指标。例如，死亡率、再次住院率或手术部位感染率（SSI）。结局衡量指标需要根据临床医疗风险进行调整，以避免惩罚治疗高危患者的医生。根据临床数据进行风险调整是困难和昂贵的。相比之下，如果基于管理数据，其成本更低，但可能无法区分患者是因为先前存在的疾病还是出现了并发症。

（4）结构性措施：这些结构性措施，可以让患者了解到医务人员的能力、系统运行情况和高质量医疗的流程。结构性措施的例子包括使用电子病历记录单、患者端、药物医嘱的开具和核对，以及专家委员会认证的医生的比例或者医务人员和患者比例。

不足之处

● 流程衡量比结局衡量对医疗质量差异的评估更加敏感。二者均涉及两次衡量，并要求所有其他可能影响结局的因素在两次测量之间保持不变。此外，严格遵守流程并不能保证能改善患者的预后，正如前面提到的 SCIP 抗生素预防使用未能降低特定外科手术中 SSI 的发生率。

● 结局不佳也并不一定意味着医疗质量不佳，因为也会有其他因素影响结局，包括患者复杂的合并症。改善医生行为的一种方法是创建基于对流程、结局及结构衡量的激励措施。

● 花费在质量工作上的时间：Casalino 等发现，医生和工作人员平均每周质量检测工作上的时间共计 15.1h。其中医生平均每周 2.6h，而其他工作人员为12.5h。具有讽刺意味的是，这些时间中的大部分都是花在医疗信息记录输入上，目的只是为了外部实体报告质量衡量标准。假设医生每年工作 48 周，每周 2.6h或每年 2.25 周约相当于医生工作时间的 5%。因此要求记录质量衡量指标的结

☆★☆☆

果是，实际上从约 800 000 名全职相当（FTE）医生的临床劳动力中减少了约 5% 的时间，约减少了 40 000 名 FTE 劳动力。目前的系统还远远缺乏效率，导致了医生对医疗质量衡量指标的负面情绪。

● 实践指南旨在通过向临床医生提供信息来提供指导，以帮助他们做出最好的医疗决策，以及临床判断和患者偏好。相比之下，绩效指标是量化工具，量化单位为比率或百分比，用于设定标准，如果不符合此标准，几乎可以认定是质量较差的医疗。

● 在将实践指南转换为绩效衡量指标时，发现存在着一些不足支出。根据指南制订绩效衡量指标，需要其指南是基于高质量的证据，而不仅仅是专家意见。其他的问题包括选择合适的目标人群、确定目标人群筛查率和衡量筛查绩效。鉴于 IOM 最近建议将退伍军人事务部医疗服务系统的绩效衡量和上报措施应用于整个美国医疗服务系统，了解这些问题似乎尤为重要。

本文的讨论范围不包括解释 QPP 是什么。不过，读者可以从以下来源获取关于该主题的更多信息：

● MIPS 项目概述：https://qpp.cms.gov/mips/overview。

● 2018 年已批准的 MIPS 改进活动列表：https://qpp.cms.gov/mips/explore-measures/improvement-activities?py=2018 #measures。

● CMS 日间手术医疗（ASC）支付系统 ICN 006819 2017 年 12 月：https://www.cms.gov/Outreach-and-Education/Medicare-Learning-Network-MLN/MLNProducts/downloads/AmbSurgCtrFeepymtfctsht508-09.pdf (accessed on September 1, 2018)。

● MIPS：2018 CMS 批准的 QCDRS 措施链接：https://www.cms.gov/Medicare/Quality-Payment-Program/Resource-Library/2018-Qualified-Clinical-Data-Registry-QCDR-Measure-Specifications.xlsx (accessed on September 1,2018)。

● CMS 衡量指标管理系统蓝图：https://www.cms. gov/Medicare/Quality-Initiatives-Patient-Assessment-Instruments/MMS/Downlo ads/Blueprint-130.pdf。

● 2018 年 CMS 质量衡量指标发展计划：https://www.cms.gov/Medicare/Quality-Payment-Program/Measure-Development/2018-MDP-annual-report.PDF。

● 美国麻醉医师协会：http://www.asahq.org/macra。

如何创建质量衡量标准？

质量衡量是相对于现有的循证医学而发展和验证的，同时对其医疗环境和医生之间的差距进行分析。为了寻求利益相关者的帮助，从而成立专家小组。概念衡量指标随后由 ASA 绩效和成果衡量委员会（CPOM）制订和批准。初步的衡量指标被提交给 ASA 的网站供公众审查（ASA 成员的意见），之后 CPOM 最后敲定了该衡量指标。一旦最终衡量指标得到众议院的批准，随后它就会提交给 CMS 进行批准。如果 CMS 不批准该衡量指标，该指标仍在 QCDR 登记处采用并进行测试、收集数据和（或）重新提交 CMS 以供进一步审议。

在制订指标期间需要考虑的项目列表：

● 使用 ASA 委员会和其他协会如日间手术麻醉学会（SAMBA）等专家所需要的指标进行输入。

● 确定要制订的衡量指标的优先顺序。

● 评估现有的质量衡量指标。

● 降低临床医生报告的时间成本和负担。

● 达到以患者为中心、以价值医疗为基础措施的目标来支持 QPP。

● CMS 尽量把患者放在第一位，包括在制订支持 QPP 的衡量指标时。

医疗机构

CMS 发布了一个面向患者的医院比较网站。联合委员会也发布了质量检查的网站，这个网站列出了医疗机构认证状况和关键质量衡量指标的报告。同样，ASC 质量合作组织（QC）是通过组织和公司的合作来确保能够衡量 ASC 质量数据，并能有意义地去报告。ASC 质量合作组织成立于 2006 年，旨在启动制订并发展标准化 ASC 质量衡量指标。该组织的利益相关者包括 ASC 公司、ASC 协会、专业协会和认证机构，重点关注医疗质量和安全。ASC 质量合作组织发布 ASC 医疗机构的质量数据，并以有意义的方式进行衡量和呈现。ASC 有义务上报这些质量数据，而麻醉医生在 ASC 质量衡量指标的实施中发挥着关键作用。CMS 于 2012 年实施了日间手术医疗服务质量报告计划（ASCQR）。ASCQR 衡量指标的例子包括患者烧伤、患者跌倒、错误的操作部位及所有导致患者转院的原因。要了解更多关于 ASC 支付系统的信息，请访问：https://www.cms.gov/Outreach-and-Education/Medicare-Learning-Network-MLN/MLNProducts/downloads/AmbSurgCtrFeepymtfctsht508-09.pdf （accessed on September 1, 2018）。

互联网时代的透明度

当患者、上报者和医疗服务领导审查质量数据和医院比较网站时，他们查看的分数是各种衡量指标得分后相加得到的一个分数总和的总体反映。每项衡量指标的权重都是由 CMS 根据他们的政策和优先事项来决定的。但是，如果

☆ ☆ ☆ ☆

CMS 的优先事项与患者的需求不一致怎么办？2018 年，Rumball-Smith 等在《新英格兰医学杂志》(*New England Journal of Medicine*)上发表了一篇文章，题为"个性化医院等级评审——互联网时代的透明度"(*Personalized Hospital Ratings—Transparency for the Internet Age*)。研究人员建议建立一个评分系统，患者可以根据自己的个人喜好进行修改。他们举了几个例子，如一名患者在自行车事故后需要进行膝关节镜检查。这位年轻的男子正在比较两家不同的医院，一家当地社区医院和一家区域转诊医疗中心。CMS 医院比较网站将当地社区医院评为四星级医院，但将区域转诊医疗中心评为五星级。然而，当患者可以根据他的忧虑、所需、所求，他会将有效性、安全性和避免再次入院作为重点的考虑进行分级，其他方面则作为次要的考虑。做出这些调整后，当地医院评分现在是五星级，而区域医疗中心是四星级。研究人员建议，可以让患者掌握自己的医疗，而不是根据政府的优先事项作出决定，这可能是一个更好的选择。

顶端衡量指标和清除过程：衡量提高认识

如前所述，2004 年，Epstein 等倡导"为高质量医疗支付医生费用"，建议随着时间的推移，轮换衡量指标和扩大绩效指标成为提升医疗质量的更成功的长期战略。MACRA 的目标是以预算中立的方式制订衡量指标、建立行业标准、将资金从表现不佳的人转移到表现良好的人。CMS 的目标之一是建立一个医生比较网站。目标是激励那些做得更好的人。例如，如果所有医生都能做正确的事情，因此得分为 100%，CMS 将取消这一衡量指标，因为它在区分一名医生和另一名医生的质量方面变得无效。然而目标是什么？是改进和保持医疗质量，还是将奖金从记录不佳的人转移到记录良好的人？但也有一些应该维持的最有效的指标，因为该指标本身可以改善临床结局，如围手术期患者交接很好地表明了这一点，尽管最近 CMS 将其作为一项衡量指标取消了，但该指标仍应该作为一项临床实践来维持，因为该实践已经证明可以改善患者结局。

只要他们被衡量，MIPS 计划就不会检测到可预防的医疗差错或缺乏循证医学证据的医学，因为医务人员更关注正在被监督的指标。霍桑效应指出，结局通常会被警惕、被关注或被研究而得到改善。一旦临床医生停止对某一特定指标的衡量，随着医务人员对新指标的关注，那么对旧指标的行为就很可能会下降。衡量指标的轮换也会给系统带来一个文书上的隐患。因为下一年的指标通常是在当年年底确定的，报告可能不是一件容易的事情。对麻醉记录或质量表格进行修改也不是一件简单的事情，通常需要多个委员会的批准，包括医疗机构的医疗执行委员会。这个过程可能会在一年中需要一段时间，这段时间虽然采取了行动但没有被记录，或者至少没有以 EHR 容易捕捉的方式来记录。

☆ ☆ ☆ ☆

2004 年 NHS 实施了按医疗质量和患者结局的付费机制框架（QOF），这是最大的按绩效付费的医疗服务计划。2014 年对 QOF 的审查取消了 121 项医疗质量指标中 40 项的财务激励。数据仍然持续收集，一旦这些特定指标的财务激励被取消，记录到的医疗质量就会下降。这一发现表明，为达到一定的医疗质量而向医务人员支付费用可能不会带来可持续的医疗质量提高。

未来展望

关于结局和绩效的衡量指标，美国麻醉医师协会委员会日间手术医疗委员会和日间手术麻醉医师协会已联合成立了技术专家小组，以制订日间手术麻醉的质量管理衡量指标。目前的重点是制订指标，用来评估和治疗血糖异常、虚弱、阻塞性睡眠呼吸暂停的缓解策略，以及出院和随访有关的医疗措施。其他正在进行的工作包括制订多学科团队共享衡量指标，其中包括外科医生、麻醉医生和护士。

虽然需要大量的资金注入，但国家健康信息网络的发展是非常值得期待的，而且对提高质量至关重要。

医疗保险支付咨询委员会(MEDPAC) 已经分析了 MIPS 第一年的报告结果，并对该计划的发展方向表示担忧。MEDPAC 建议将 MIPS 计划的方向重新调整，评估临床医生群体在基于群体结局衡量方面的绩效。为了增加对 APM 的财政激励，MEDPAC 建议取消目前的 MIPS 计划，取而代之的是由 CMS 计算的基于索赔的计划。基于行政管理的数据对质量进行判断会给系统带来重大错误；行政管理的数据很容易获得，但有很大的局限性，如不能区分预先存在的状况和治疗干预后发生的并发症。这些情况也需要大的风险调整。

作者建议为 MIPS 计划中的质量衡量标准建立一个重要性等级。与其只要求医务人员报告 6 项或 7 项指标（取决于机构规模），不如根据政府希望实现的目标，按重要性上报指标。例如，如果目标是改善围手术期的血糖控制以减少并发症，这应该是一个非常重要的衡量指标，如占 100% 质量分数的 30%。与其摒除一个已经达到顶峰的衡量旧指标，不如将其标为重要性较低的衡量指标，占 10% 的质量分数。医生或团体可以报告高重要性和低重要性衡量指标的组合，以达到 100% 的最低可实现得分。例如，他们可以选择报告 3 个高重要性和 1 个低重要性的衡量指标来达到 100%，或者选择 1 个高重要性（30%）和 7 个低重要性的衡量指标（各 10%）。这种方法可以防止目前英国在某些指标中取消质量激励后发生的情况。

☆ ☆ ☆ ☆

小结

健康服务专业人员通过他们自己的眼睛来看待临床衡量的指标。这篇文章扩大了焦点，使患者成为衡量标准的核心。PREM 和 PROM 是最重要的。此外，当临床医生持续演变他们认为真正重要的衡量指标时，他们需要知道从直接的患者医疗服务到完成这些活动所花费的时间。此外，最重要的是，临床医生必须确保所有衡量指标的制订都是为了确保改善患者的健康，改善患者体验和结局，并降低医疗成本。

第 13 章

日间手术麻醉的价值医疗付费：MACRA、MIPS 及其他

Douglas G. Merrill, MD, MBA, MA

关键词

● MACRA ● MIPS ● CMS ● 麻醉学 ● 账单 ● 支付 ● 按绩效支付

重点

● 2015 年颁布了医疗保险准入与儿童健康保险计划（CHIP）再授权法案（MACRA），作为巩固绩效工资方案计划的一种手段。MACRA 整合了所有质量支付项目 [医生质量上报系统、价值医疗的支付调整及电子病历记录系统（EHR）] 合成一个新的项目，即质量支付计划（QPP）。该计划由绩效激励支付系统（MIPS）和可替代支付模型（APM）组成。

● MIPS 使用 4 个绩效类别的评分来评价医生表现以确定薪酬支付进行上下调整，分别为医疗质量、成本、临床实践改进和有效使用 EHR（推进医疗信息互认共享）。

● 至 2022 年，医生医疗保险薪酬支付将根据医生或其医疗团队在这 4 个类别上的绩效进行上下调整，调整幅度为 − 9% ～ +27%。美国医疗保险和医疗补助中心（CMS）规定了薪酬调整采用总预算平衡原则，即向高价值医生发放的奖金将来自于那些低于绩效标准的医生的减支。

● 虽然院外的日间手术中心是通过日间手术中心支付系统来支付费用的，不受 MACRA 的约束，但在日间手术中心工作的麻醉医生和其他医疗从业人员（如麻醉护士和麻醉医生助理）是受 MACRA 约束的，并由其进行薪酬调整。

引言

也许有人会问："为什么我们国家的支付体系会出现这种情况？"简而言之，美国国会一直关注的焦点是医疗保健费用高昂的问题，而没有强调怎样更有成

☆☆☆☆

效地工作，即建立难度更大（但更有价值的）但能改善高危人群的互联互通的信息网络等方法。正如其他国家所做的努力改善健康状况，减少对昂贵医疗服务的需求。例如，确保老年人能够获得低价格的维持药物、社会参与和住房保障，将显著减少他们到急诊室就诊的频率和临终关怀医疗的高昂费用。

美国的医疗费用如此高昂的原因是其资源不协调，提供价值较低的医疗服务（费用高，结局差），且多数是急诊室就诊，急诊的医疗服务高度依赖于医疗技术和药品的使用。此外，由于国会取消了对制药公司收取药品费用的限制，导致美国的药品价格高昂。

其他国家通过减少急诊需求以降低医疗成本，积极投资于解决负面社会因素对健康的影响，包括食品安全，社区环境安全让其能经常锻炼身体，教育促使其能独立自主，以及减少产生压力的固有种族主义，避免少数群体和贫困人口提前老龄化。

支付给医务人员的费用只占美国医疗成本支出的9%，为什么政府还要继续推动医务人员的收入改革？医疗报销政策专家的回答是，其他91%支出的决策大部分是由医生和其他医务人员制订的，因此他们的收费与医疗成本密切相关。更英明的专家 Uwe Reinhardt 在十余年前提到，医生是医疗体系的核心决策者。与削减医生的收入相比，更佳的策略可能是向他们支付高额报酬，以帮助我们减少其他不必要的医疗支出。

然而，CMS 和国会并没有听取到 Reinhardt 的建议，而是构建了一个没有评价指标的晦涩制度 [例如，电子病历记录系统（EHR）的应用]，可以通过这种制度来增加和减少医生收入。

MACRA 和 QPP 是将医疗支付模式从按服务项目收费（FFS）转变为按结局和风险付费的初步尝试，这些计划和集束化医疗、价值医疗支付模式（VBP）及预期风险支付政策，还有医疗机构方的努力都使支付模式完全摆脱 FFS 模式。然而，如果将医疗支付政策变化的历史视为未来变化速度的先兆，这可能还需要20余年的时间。

如果不解决医疗费用高昂的直接原因，如果不建立互联互通的信息网络，那么医疗费用仍将继续上升。

一个很好的例子是，目前允许制药公司制订药品价格进而从中获取高利润，据称是因为药品研发成本高昂。然而，该行业目前用于面向患者使用的广告投入远超过用于药品的研发费用，超过50%（图13-1）。根据法规（医疗保险 Part D），CMS 不允许谈判降低药物价格，从而将这些高昂费用强加给政府和患者。此外，如果传染病隔离、教育、食物缺乏、不安全的交通环境、周围邻居、住房问题等健康相关的社会决定因素被政府忽视，那美国的医疗费用将继续攀升。

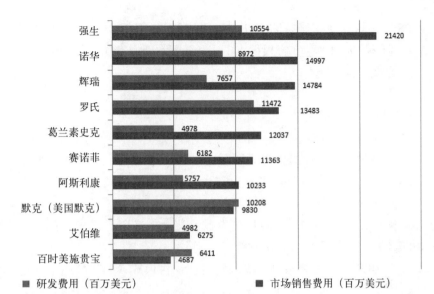

图 13-1　10 家最大的制药公司在市场营销和研究上的支出差异。这些顶级公司在市场营销上的支出比在研究上多出 54%，这与它们试图将自己打造成科研机构的目的相反。对消费者的直接营销导致了昂贵药物的过度使用

根据各企业 2017 年年报、10-Ks 和 20-Fs 中的数据得出。这些数据已按 2017 年的平均汇率折算成美元，以便直接比较。版权归 Intermede Investment Partners Limited 所有。保留所有权利。已获许可

2015 年 MACRA 是什么？

2015 年美国国会颁布了 MACRA，作为巩固绩效工资方案计划的一种手段。取消了之前的医疗保险可持续增长率（SGR）来补偿医生收入的方式，实施证明 SGR 既不能有效控制医疗费用的增长，而且政策制定者和医务人员都对之不满。SGR 于 1997 年通过，将医疗工作者费用的增长率与国内生产总值（GDP）增长挂钩，但该法案过于复杂，且要求每年自动大幅度削减医疗工作者的薪酬，这在政治上是不可持续的。因为这要求国会每年计算 SGR，他们希望由 CMS 通过算法来管理医生的收入。也有部分原因是大家都对 SGR 感到厌倦，因此，MACRA 以极大的优势获得通过（众议院 392 票对 37 票，参议院 92 票对 8 票），这提醒我们，就在几年前，在有些方面两党合作仍然是可能的。

MACRA 替代了 SGR，整合了医生质量上报系统（PQRS）、价值医疗支付调整方案和电子病历记录系统（EHR）的有效使用为一个新的项目，即质量支付计划（QPP）。该计划由绩效激励支付制度（MIPS）和可替代支付模型（APM）组成。

☆★☆　☆

MIPS 目前旨在决定所有的医疗支付调整方案，逐渐取代 FFS 支付模式。医疗从业人员（不仅限于医生）将根据以下 4 个绩效类别的表现，进行奖惩支付调整：

（1）质量。

（2）成本。

（3）临床医疗实践改进。

（4）有效使用 EHR[推进医疗信息互联互通（ACI），注意：该名称已于 2018 年夏天更改为促进健康信息互联互通（PI），但内容和性质没有变化]。

至 2022 年，医生医疗保险的薪酬支付将根据医生或其医疗团队在这 4 个类别上的绩效进行奖惩调整，调整幅度为 – 9% ～ +27%。CMS 规定了薪酬调整采用总量平衡原则： 即向高价值医生发放的奖金将来自于那些没有达到绩效标准医生的减支，从而保持总预算平衡。

2018 年 QPP 规定符合条件的高级可替代支付模式（AAPM）参与者有以下 3 个要求：

（1）参与者须使用认证的电子病历记录系统（CEHRT）。

（2）医疗服务费是基于与 MIPS 质量绩效种类相似的质量衡量指标进行评价的专业服务费用。

（3）参与者是经医疗保险和医疗补助创新中心（CMMI）授权的家庭医疗模式，或者符合可替代支付模型（APM），临床医生承担超出规定的经济损失风险。

如上所说，AAPM 本身具有风险（超出名义的经济损失风险），但在新制度下对参与者能体现潜在的更高价值。

APM 有两种类型：MIPS APM 和 AAPM。医疗从业人员有 3 种价值医疗支付路径可供选择：

（1）仅受 MIPS 调整。

（2）MIPS APM：医疗保险将支付额外的 APM 奖金，但受 MIPS 支付调整。

（3）AAPM。

简而言之，2019—2024 年 AAPM 合格的临床医生（QP），可以得到 MIPS 保证的奖金之外，还将每年得到医疗保险中 5% 医疗服务费的额外奖金，且不受 MIPS 的限制。2026 年后，QP 每年医疗保险薪酬支付总费用将持续增加。

★ 2015 年 MACRA 法案的最新变化

毫无意外，与 CMS 计划一样，从一开始就进行修订，修改的地方如下所述。

（1）将医疗保险（B 部分）药品费用从 MIPS 支付调整中剔除。

（2）取消 MIPS 第 3 ～ 5 年的成本绩效评分。

（3）取消 CMS 提出 2019 年（第 3 年）将成本类别的权重从 10% 提高到 30% 的计划。然而，这一权重可能仍在增长。截至本文提交时，公开征求的公众修改意见建议是将成本权重增至 15%，质量权重下降至 45%，其他不变。另外还建议，到 2024 年成本权重将增至 30%（即每年 5%）（见 https：//qpp.cms.gov/about/resource-library）。

（4）CMS 有权酌情确定 MIPS 第 2 ～ 5 年的绩效阈值，以确保逐步过渡到第 6 年的平均绩效阈值。

（5）允许医生支付模式技术咨询委员会（Physician-Focused Payment Model Technical Advisory Committee，PTAC）向利益相关方提供初步反馈和指导以改进 AMP。任何人都可以向卫生与公众服务部（Health and Human Services，HHS）部长提出 APM 建议。提案交至部长前由 PTAC 审查（目前还需提出建议）。

（6）新内容：将在质量、信息和临床实践改进类别中增加成本的分析评估。

（7）从 2017 年到 2018 年，成本类别的权重由 0 增加至 10%，而质量类别的权重从 60% 下降至 50%，接下来还会考虑 AIC 或 AI。2018 年的数据将决定 2020 年医生医疗保险支付调整。

（8）2019 年成本权重可能会增加至 30%，除非制定立法修正案。

★ MIPS 与医生的表现?

据媒体报道，MIPS 和医生们总的来说都表现良好。2018 年 5 月现代健康医疗报道称，"CMS 官员 Seema Verma 表示，今年有 90% 的医生按照 MIPS 的要求提交了数据，但仍有数千名医生因不遵守该制度，而将面临支付惩罚。"CMS 设定的目标是 90% 的医生提交报告，这一目标已被超越，因为有 91% 的医生提交了报告。Verma 继续指出，只有 39%（超过 62.1 万）的医生有资格根据 MIPS 计划进行上报，其中 5.5 万人没有上报。CMS 也承认，该项目本身的障碍可能是导致大多数上报失败的原因。Verma 表示 CMS 希望在未来减少这种情况的发生。

Verma 还指出，农村 ACO 组织和临床医生的报告提交率非常高，分别为 98% 和 94%。她认为这部分的原因是 CMS 强调了对小型医疗机构获得医疗资金的支持及上报程序的简便性。

★日间手术麻醉医生与 2015 年 MACRA
资格

MACRA 是否适用于日间手术中心的医疗从业人员是一个常见的问题。答案是肯定的，但是虽然 ASC 医疗机构是通过日间手术中心系统支付费用的，不受 MACRA 的约束，但在日间手术中心工作的麻醉医生和其他医疗从业人员（如麻醉护士和麻醉医生助理）是受 MACRA 约束及其薪酬调整的。

如何评估医务人员的能力

首先请登录 https：//qpp.cms.gov，并在网站中输入您的国家医务人员身份

☆☆☆☆

（NPI）编号。

CMS 已经决定你是否是 MIPS EC。

如果出现以下情况，您很可能是 MIPS EC：

（1）您上报的医疗保险（B 部分）的 FFS 费用超过 9 万美元。

（2）接诊 200 名以上的医疗保险（B 部分）患者（不是 200 个诊次，是实际的患者数量）。

另一个问题是，医生上报的数据是仅仅来自医疗保险的患者还是所有的患者。医生和医疗团体必须上报所有患者中 50% 的医疗质量指标，除非他们通过索赔案件进行上报，在这种情况下，只需要报告 50% 的医疗保险患者。此外，医生必须向 ACI 系统上报所有患者。

下面简要介绍 QPP 内容：

（1）支付费用：医疗服务价格目录（MPFS）的所有项目都将受到影响。

（2）不包括的支付费用

a. 住院患者预付费系统。

b. 门诊患者预付费系统。

c. 日间手术中心支付系统。

（3）参与的医务人员：医生、医生助理、执业护士、临床专科护士、麻醉护士，以及包括上述参与者的医疗团队。

（4）不符合条件的医务人员

a. 15 个 EC 以下的医疗团队。

b. 医务人员和医疗团体达不到数量的门槛，即 CMS 认为医务人员或者医疗团队少于 9 万美元的医疗保险支付，或每年达不到接诊 100 个医疗保险患者数量。

c. 参与医疗保险项目第 1 年。

d. 参与 APM 的临床医生（要么获得 25% 的医疗保险费用，要么通过 AAPM 20% 的医疗保险患者）。

e. 服务地点（POS）排除：如果 75% 的患者医疗服务在以下环境中提供的，则将自动排除：

- 代码 19：院外的门诊患者 [a]
- 代码 21：住院部。
- 代码 22：院内的门诊患者 [b]
- 代码 23：急诊室。

a. 自 2016 年 1 月 1 日起生效，在主医院院区之外的门诊提供的服务使用新的 POS 代码（19）。

b. 在院外门诊创建了 POS 代码 19，而院内门诊（原医院门诊）使用 POS 代码 22，并进行了修订。医务人员必须要知道不同地方使用不同的代码计费。

综上所述：使用 NPI 编号查看 CMS 目前对您的识别与资格分配。请登录 https://qpp.cms.gov，输入 NPI 编号即可查询。

MIPS 评分和衡量

MIPS 评分：2018 年的绩效评分决定了 2020 年的薪酬支付。

MIPS 质量类别权重至少占 MIPS 总评分的 50%。

为了实现最大化成功，医生必须为 60% 的患者上报 6 项质量指标。医疗团体必须报告 50% 患者的质量数据，除非通过索赔上报，在这种情况下，他们需要报告 50% 的医保（B 部分）患者。

大多数麻醉医生使用合格的注册表或合格的临床数据登记系统（QCDR）（较少使用电子病历记录系统），后者是 ASA 注册管理的国家临床麻醉结局登记系统（NACOR），或者其他专有的注册表（例如 MEDNAX 提供者将使用该公司的报告系统进行报告）。还有一些可能是负责人的健康医疗机构（ACO）可以提供此项服务。

衡量指标：医生必须报告的 6 项质量指标中，其中必须包括一项结局指标，如果连一个结局指标都没有，那就应该是优先级措施，如合理使用、患者安全、效率、患者体验或医疗合作等。如果医疗团队群体足够大，还可使用群体健康衡量指标。2018 年 CMS 提出了 9 项适用于麻醉医生的指标（https：//qpp.cms.gov/about/resource-library）。经 CMS 批准的 16 项衡量指标可通过麻醉质量研究所（Anesthesia Quality Institute，AQI）NACOR 进行报告。如果你参与 AQI NACOR，你可以使用这些方面。

对于日间手术麻醉医生，有以下 9 项指标可以使用：

（1）评估睡眠呼吸暂停综合征的患者。

（2）椎管内麻醉或疼痛介入治疗前对凝血情况的记录。

（3）疼痛介入治疗前控制感染情况。

（4）多模式镇痛管理。

（5）避免新发的角膜损伤。

（6）患者体验的评分。

（7）阿片类药物的安全处方。

（8）全膝关节置换术的外周神经阻滞和椎管内麻醉。

（9）使用笔尖式腰麻针进行腰麻。

CMS 确定了每项指标的基准值，较常见的指标（体温监测和预防术后恶心呕吐）被加权为价值较低的（最多 3.0 分），且基准随年度变动。

以下是一些提示：

（1）至少上报 6 项指标，尽量更多。

（2）如果少于 6 项指标，CMS 很可能将对应该上报却未上报的人记零分。

（3）超过 16 位医疗从业人员的团队，可以使用基于人群的指标，从而获取更高的分数。

★ MIPS 推进医疗信息的互联互通（ACI）

ACI 占 MIPS 总评分的 25%。医生应对所有患者进行 ACI 类别上报。如果符合 ACI 豁免条件，则无须报告，ACI 的权重（25%）将全部转移到质量类别上，见 https：//qpp.cms.gov。

以下情况符合自动豁免：

（1）非面向患者的医生。

（2）院内 MIPS 医生（他们 75% 的诊疗服务是在医院内完成）。

（3）主要行 ASC 的医生（他们 75% 的医疗工作是在日间手术中心完成）。

（4）MIPS 的医务人员也可选择提交报告，数据一旦上报，CMS 将对其 ACI 绩效进行评分加权。

以下情况需在 2018 年 12 月 31 日前申请豁免：

（1）行医的场所没有互联网。

（2）在上报过程中出现不可抗力因素（如医院关闭或自然灾害）。

（3）50% 以上的患者就诊时无法使用 CEHRT 系统。

（4）医务人员个体或医疗团体成员少于 16 个。

（5）ACI 分数计算方式是须得到超过 100 个百分点才能获得完整的 ACI 评分。

一个常见的问题是关于非面向患者的医生的意义。CMS 发现院内医生与患者没有建立长期合作关系，因此他们设置了非面向患者的类别。

非面向患者的医生是指：

（1）医生接诊的医疗保险的患者数量少于 100 例。

（2）医疗团队中超过 75% 的医生接诊的医疗保险的患者都少于 100 例。

（3）大多数麻醉医生（不包括 ICU 或疼痛科医生）符合非面向患者医生的条件。

即使是非面向患者的医生，也须上报质量维度中的 6 项指标或其他专业指标（如 ASA 所规定）。如果上报指标不足，CMS 将重新加权类别。

此外，院内医生不需要报告 ACI 类别。更多信息见 www.asahq.org/macra。

★ MIPS 临床实践改进

临床实践改进（IA）衡量指标可在 https：//qpp.cms.gov 进行审查；最高得

分为 40 分。医生通过上报高权重活动（每次 20 分）或中等权重活动（每次 10 分）获得得分。对于小诊所或乡村诊所的医生，活动积分将加倍。共计有 112 项的活动指标可供医生选择，适用于麻醉医生的有 23 项，见 https://www.aqihq. org/MACRAOverview.aspx 和 https://www.aqihq.org/files/MIPS/2018/2018_MIPS_ Measures_Available_for_Reporting_through_AQI.pdf。医生必须证明进行了至少 90d 的改进活动，并将证明文件保存 6 年（无须寄出）。

由 CMS 审核验证他们认为能持续的有意义的活动。

关于 MIPS IA 类别与围手术期患者之家（PSH），如果您还没有开始 PSH，或者正在进行这项工作但没有申报，那么有理由考虑以下工作。在 2018 年 MIPS 报告中，CMS 将以下两项 PSH 活动认定为 IA：

（1）PSH 团队合作医疗活动：对于 PSH 内接受手术或诊疗操作的患者，报告团队合作的策略和流程。

a. 与术前诊所的医疗主管或导诊员协调，制订并实施全面的出院后计划。

b. 优化围手术期健康服务管理，减少术后再入院的情况。

c. 对所有手术患者实施循证医学临床实践和标准化医疗措施。

d. 对出院患者进行指导，并确保对其保持有效的沟通和持续的宣教。

（2）使用患者安全工具：使用有助于指导医生采取一些临床干预措施优化管理的工具，如手术风险预测表；循证诊疗流程，如加速康复外科（ERAS）流程，美国疾病控制与预防中心的门诊感染控制的预防指南（https://www.cdc.gov/ hai/settings/outpatient/outpatient-care-guidelines.html），预测算法，以及其他此类工具。

每项活动的权重均为中等，这表明以上的 PSH 活动的上报各占 MIPS IA 类别要求的 50%。此外，大多数定义为非面向患者的临床医生（如麻醉医生）只需参加这两项活动，就能 100% 达到要求。

如果在 IA 类别上获得全部 40 分，就能确保 2020 年的 MIPS 不会出现负调整。

★成本是 MIPS 第 4 个方面

成本类别不需要医生自行提交数据，CMS 将使用索赔数据计算医生的成本绩效。2019 年成本类别的权重为 10%，如果 MACRA 的计划未做改变，到 2020 年可能上升至 30%。如果 CMS 无法确定医生的成本指标，则该权重转移到质量类别上。大多数麻醉医生没有可以考察的成本指标（此后讨论），CMS 正在考虑用其他方法来计算麻醉医生的成本。

2018 年成本绩效相关指标主要有以下两方面：

（1）每位医疗保险受益人的医疗保险支出（MSPB）——这是患者治疗期间（入院前 3d 至出院后 30d）所提供医疗服务的成本。MSPB 不包括医疗保险 D 部分（处方药费用）。

（2）所有受益者的人均总成本（TPCC）——这不适用于麻醉医生，除非麻醉医生为医疗保险受益人提供的是初级医疗保健服务。

ASA 建议大家每年两次阅读 CMS 门户网站上的企业身份管理系统的质量和资源使用报告（QRUR）。这可以判断患者结局是否与临床实践有关。

★ MIPS 评分注意事项

2018 年 MIPS 绩效类别权重分别是质量（50%）、ACI（25%）、成本（10%）和临床实践改进（15%）。

如果没有足够数量的接诊患者，那医生或医疗团队可以申请免除 ACI 豁免，通过后只接受质量（85%）和 IA（15%）类别的评分。

当 CMS 开始记分，2018 年绩效阈值设定为 15 分，医生的最终得分超过阈值将得到一个正向薪酬调整。

为了避免负面调整，医生在 2019 年可以做以下 4 件事：

（1）提交 6 项数据完整的质量指标（需要上报 60% 以上的患者）。

（2）证明参与 40 分值的临床改进活动。

（3）获得 ACI 基本分数，并提交一项数据完整的质量指标。

（4）获得 ACI 基本分数，并证明参与一项中等权重的临床改进活动。

更多具体信息见 ASA 相关内容，请登录 www.asahq.org/macra/ solutionsresources/ macramodules 查询。

上报

大多数麻醉医生通过 QCDR 系统上报。

其他选择包括通过其他合格登记处、EHR、CMS 网络界面、认证登记（仅适用于 ACI 和 IA 指标）及使用索赔数据（仅适用于质量指标）。

医生可以作为个人或者小组团队形式（如果多个医生使用同一个税务 ID 账号）参与和报告绩效指标。

★ 替代支付模式（APM）

截至 2026 年，AAPM 将有资格获得医疗保险支付 5% 的额外奖金，且不受 MIPS 的限制。

APM 参与者要求达到以下标准：

（1）由 CMS 批准。

（2）医保患者接诊数量的比例达到 25% 阈值水平或薪酬费用中 20% 是通过 APM 路径获得。

（3）承担"超出名义的风险"。

参与 APM 的医生必须使用认证的电子病历记录系统。请登录 https：//qpp.cms.gov，查看是否符合合格 APM 参与者的资格。

APM 包括 MIPS APM 和非 MIPS APM。如果认为自己可能属于 MIPS APM，请查看您的团队是否与 CMS 签订了这些模式中的一种合同。在符合条件的 APM 中，确定您符合标准门槛（如你的患者没有达到 20% 符合 APM，那就未达到基本要求），不符合要求的将不能使用 MIPS 上报。

以下是您接下来应该做的：

（1）登录 https：//qpp.cms.gov 审查资格。

（2）登录 www.asahq.org 与团队成员和主管一起查看资源与选项。

（3）如果尚未开展 PSH 计划，可考虑启动该计划。

（4）加入 AQI NACOR，以对标您的工作，简化 MIPS 上报系统。

★ 风险承担合同

最后如果您与 ACO 或与其他机构协商议定风险承担合同，无论是在 APM 或私人支付者，都有几个因素需要考虑。

您必须确定术前评估内容（如术前面对面深入咨询 vs. 术前电话咨询），术后还需要几天，其他术后不可控的费用 [如全关节置换术后的专业护理设备 (SNF) 费用]。

（1）了解决定付款的数据来源。确保这些信息来自认证的精算师（或 CMS）。

（2）确保进行了合理的风险调整（如 ASA 分级、年龄、社会经济状况等都应得到认可）。

（3）文书工作的难度？

（4）薪酬发放时间？

（5）如何获得医疗纠纷救济或如何解除合同？

（6）了解您的业务——如果您正在考虑加入捆绑支付模式。

a. 患者的人群特点——为多少例患者提供医疗服务？

b. 外科医生术后并发症的发生率——有多少例患者在门诊手术后最终住院治疗？

c. 外科医生使用辅助设备（SNF、家庭保健、医疗设备）会减少您的收入，您的成本在哪些方面是可控的？

d. 您哪些方面不能控制？

e. 您是否了解在院时间超过 24h 的结果？

f. 您可以与团队里的哪些人合作？您只有外科医生，还是有初级保健医生

☆ ☆ ☆ ☆

网络？

（7）协商签订风险合同时，规划至关重要。

a. 第一，要了解自己想要什么（您可以要求最高的）。

b. 第二，要知道自己不会做什么（我们可以一直在此工作，但不能做……）？

c. 第三，要知道自己能接受什么（不是您想的那样，但是不会对您造成致命的伤害）。

d. 第四，要知道什么会让您离开（这些损害到您的核心整体的事情）？

e. 第五，认识到自己的实际能力——您没有具备其他人有的能力？不要超出您能力的范围。

f. 定义很重要：了解捆绑支付的定义及起止时间。

g. 下行风险控制：写明不受惩罚而退出的理由（如一种新的昂贵药物或手术、自然灾害）。

小结

如上所述，美国国会和 CMS 颁布 MACRA，旨在降低医疗成本，但其重点在造成医疗成本最小的原因——医生薪酬。美国大多数医疗从业人员的薪酬支付都应当根据 MACRA 要求下的 MIPS 制度执行。首先，MIPS 医生要访问 QPP 网站，以确定是否符合资格，以及考虑是作为个人还是医疗团队组织进行汇报。然后，医生需要提交上报数据，2018 年的绩效将决定 2020 年的医保支付调整，如果您忽视了就会影响今后的薪酬。最后，该制度及其参与资格可能随时间而发生变动。

相关术语

ACA——平价医疗法案，是患者保护与平价医疗法案（Patient Protection and Affordable Care Act，PPACA）的简称。该法案于 2010 年颁布（参见 PPACA）。

ACI——"推进医疗信息共享"，是用于支付供应商实施电子病历的费用的名称，假设这将带来更高质量的医疗服务。去年，该术语更名为"促进互联互通"（PI）。但术语本身的具体内容没有变化。

ACOs——责任医疗组织是由医疗服务提供者组成的团体，他们通常接受某种形式的风险（减少支付），通过成功地管理大批患者的医疗服务，获得奖励，包括降低成本、减少医疗差错、改善临床和过程结果的目标。

AHRQ——医疗保健研究与质量局是美国卫生与公众服务部的 12 个机构之一（另一个是医疗保健管理委员会）。政策与研究机构，是公共卫生服务的一部分。它于 1999 年改组为现在的样子，并负责为提供高质量、高效率和高效益的医疗服务开发建立证据基础。它负责提供优质、高效和有效的医疗保健服务开发证据基础。

ASA——美国麻醉医师协会，是最大的麻醉提供者专业组织，是 AQI 的赞助商，因此也是 NACOR 的赞助商。

APM——替代支付模式，向 CMS 认定的提供高质量和成本效益的医疗服务提供者提供奖励性付款（请参阅 MIPS APM）。

AAPM——QPP 的高级 APM 轨道使医疗服务提供者能够获得额外 5% 的奖励（截至目前）以实现 AAPM 中某些指标。如果实现了这一点，对医疗服务提供者来说额外好处是，他们可以选择退出 MIPS 报告要求和支付调整。

AQI——麻醉质量研究所，由美国麻醉学会于 2008 年创建，作为 PSO，旨在引导由 ASA 支持的质量改进工作。AQI 管理 NACOR 数据库。

ASC——日间手术中心。

BCPI——根据医保法案的授权，"改善医疗服务倡议打包支付"，被纳入医保支付体系。根据 PPACA 授权，CMMI 负责支持支付方法的创新。在 BCPI 模式中，医疗机构可以参与 4 种不同付款模式中的一种，所有这些模式都将 CMS 对一个实体的整个护理过程的付款合并在一起。选择性全关节置换术，BCPI 参与的一个经常性重点是这些手术，因为这些手术需要在降低成本的同时提高疗效的标准化护理。

CEHRT——认证电子病历技术，是 CMS 对符合特定标准的合格电子病历的称谓。如果医疗服务提供者选择在 MACRA 下实施 CEHRT，就有资格获得奖励性付款。

CMMI——医疗保险和医疗补助创新中心，根据医保法（PPACA）成立，目的是建立试验性的医保支付模式。此类模式可由 CMMI 或外部机构提出，作为 BPCI 考虑。

CMS——医疗保险和医疗补助服务中心，是 HHS 的分支机构，负责管理医疗保险和医疗补助信托基金及支付和认证计划。

EC——APM 下的合格临床医生。

EHR——电子病历记录系统。

ERAS——加强术后恢复，是一套以证据为基础的指南，其中包括术前、术中和术后护理的各个方面，可改善接受某些外科干预的患者的治疗效果。适当使用 ERAS 可作为患者安全工具进行报告，这反过来可在 MIPS 中作为 IA 进行报告。

FFS——按服务收费，是医生和其他医疗服务提供者向患者、保险公司或政府付费的传统方式。医疗服务提供者通过做事获得报酬，与结果（临床或过程）无关。这与目前保险公司和政府支付方越来越多地采用的 QPP 或风险支付计划形成了鲜明对比。

HIPAA——健康保险携带与责任法案于 1996 年通过，旨在加强对医疗信息数据隐私的保护。该法案还保护更换工作或失业人员的医疗保险，建立了有关医疗保健的电子交易的国家标准，并加强了对先天性心脏病患者的保护。

HHS——卫生与公众服务部，是内阁级部门，负责监督联邦政府的所有医疗保健服务。CMS 是 HHS 内的一个部门。

IAS——质量改进活动，是 MIPS 所选衡量标准的一个组成部分。IA 衡量标准列于 https://qpp.cms.gov。

MACRA——2015 年医疗保险准入和儿童医疗保险再授权法案。

Medicare Part D——该计划于 2003 年通过，是医疗保险支付自费处方药的方式。该计划被公认为是医药公司的一个骗局和意外之财，他们为该计划的通过进行了大量游说。参与游说最多的立法者和支持该计划通过的 CMS 的许多管理人员不久后都获得了医药公司的职位。由于对制药公司的超额支付，该计划的成本每年高达 500 亿美元或更多。不止一位经济学家认为，该计划的成本超出了药品的合理成本。根据该法案，医疗保险管理委员会（CMS）不得与药企谈判降低药品价格，而退伍军人管理局（Veterans Administration）则可以进行谈判，从而节省了大量开支。多达 25% 的医疗保险"受益人"（患者）每年要自掏腰包支付 2500 多美元，因为该计划允许高额收费。

MIPS——绩效激励支付系统取代了 SGR，是 MACRA 的一部分。它决定了医疗保险对医疗服务提供者的大部分付款，并包括因医疗服务提供者成功或未能达到其指标目标而分别产生的奖励和惩罚。随着时间的推移，它将显著减少对医疗的 FFS 支付，而增加对医疗的 VBP 支付。

MIPS APM——要求根据 APM 确定的指标进行评分，医疗服务提供者将遵守这些要求，而不是 MIPS（即不需要重复报告）。大多数 AAPM 也是 MIPS APM，因此如果参与 AAPM 的医疗机构未能达到 AAPM 的指标，则不能成为 APM 的 QP，从而被排除在 MIPS 之外。那么该临床医生将按照正常的 MIPS 标准进行评分。

MSPB——每位受益人的医疗保险支出指标是指在患者住院治疗期间提供的医疗保险 A 部分和 B 部分服务的费用，从入院前 72h 开始至出院后 30d。目前不包括医疗保险 D 部分的费用（用于支付在门诊领域发生的处方药费用）。这是用于计算 MIPS 护理成本的成本计算方法之一（另一个是 TPCC）。

NACOR——国家麻醉临床结果登记处，由 ASA 下属的 AQI 管理。AQI 管理，它是一个数据库，该数据库是 ASA 的一个分支机构，该数据库收集并报告参与的麻醉医生或其团队的优质临床和流程结果。根据 MACRA，它有资格成为 QCDR，它可为任何参与的麻醉医生或团体管理 MACRA 报告。

NPI——全国医疗服务提供者标识符，是 CMS 分配给每个医疗保险服务提供者的唯一 10 位数代码。它用于计费和分配 MACRA 计划，现在非政府保险公司也经常使用。如果在 https：//qpp.cms.gov 的数据库查询系统中输入 NPI，则可识别有关 MIPS 资格的状态（即 MIPS EC）。

PCMHM——以患者为中心的医疗之家模式是对提供团队医疗服务和医疗管理的医疗实体的一种称谓，以帮助整合为任何特定患者提供的护理服务。PSH 就是这种模式的一个例子。

Pharma——这是一个统称，用来指利润丰厚的制药业。

PI——促进信息的互联互通，是支付指标的新名称，其前身是 ACI。该指标没有任何变化，其目的是激励医疗服务提供者购买和部署"合格的"电子病历系统。

Population health——人口健康，是一种旨在改善整个人口健康的健康方法。全民健康由 4 个部分组成：

- 临床保健服务的成果。
- 个人健康和疾病的结果与模式。
- 健康的社会决定因素。
- 医疗保健政策。

PPACA——患者保护和平价医疗法案（通常简称为 ACA），并于 2010 年由美国国会通过并颁布，试图对联邦政府关于医疗保健的各种行政法规和指导方针进行全面修订。它被人们称为"奥巴马医改"，以响应奥巴马总统倡导制定和通过。

PQRS——医生质量报告系统。

PSH——围手术期患者之家，是由美国助理医师协会成员开发的一种基于团队的医疗护理模式，并被 MACRA 认为是通过协调多种医疗服务来改善围手术期（术前、术后和术中）医疗的有效手段，从而提高外科手术的临床疗效。

PSO——患者安全组织，是医疗保健研究和质量机构认证的组织的名称，允许他们在共享患者数据方面获得某些保密和特权保护，以努力提高患者安全。

PTAC——以医生为中心的支付模式技术咨询委员会是一个由提供者和其他利益相关者组成的小组，他们评估潜在的 APM 项目，建议 HHS 部长将其纳入未来的 MACRA 支付模式。

QCDR——合格的临床数据登记是大多数医疗服务提供者报告 MACRA 所要求的指标绩效的手段。这可能包括电子病历，也可能是专有实体，如 AQI NACOR。

QPs——APM 合格参与者，是指那些达到 APM 的规定要求，从而避免 MIPS 评分要求的 APM 参与者。

QPP——质量支付计划。该计划是 MACRA 立法的产品，并将所有以前的

☆ ☆ ☆ ☆

VBP 计划整合为一体。它包括 MIPS 和 APM 计划。

QRURs——所有医疗服务提供者和医疗服务提供者群体均可在 CMS 门户网站上查阅质量和资源使用报告。并描绘出哪些患者归属于某个医疗服务提供者或医疗服务提供者群体，以及成本和质量数据因此也归因于提供者。

SDHs——健康的社会决定因素（如受教育的机会、较高的社会经济地位、安全的社区、工作场所的自主权及不受歧视）占健康的 60% ～ 70%，遗传因素占另外 20%，只有 10% 是由于医疗保健的提供。

SGR——医疗保险可持续增长率是 1997 年平衡预算法中规定的一种方法，目的是将医疗保险受益人保险费用的年增长率降至不超过国内生产总值的增长率。但是，他们没有认识到提供医疗服务的成本在不断增加，要求大多数医疗服务提供者通过参与医疗保险来弥补亏损。结果国会每年都会推翻 SGR 计算所产生的价格限制。但经过大量的游说和艰难的谈判，该计划最终于 2015 年被 MACRA 计划所取代，不再有效。

SNF——专业护理机构，是为需要长期、非急性护理的患者提供护理的许可场所。在 BCPI 和 ACO 的方案中，SNF 通常非常重要。因为这些机构可能会因提供护理的成本而面临风险。一个很好的例子是，矫形外科医生通常会在选择性全关节置换术出院后使用这些机构提供护理服务。

Telehealth——远程保健，是一种站点对站点的服务，患者在原始站点与能够进行某种程度的生物特征测量的推车或设备一起就诊。此外，这种护理可能采取互动的形式，如向专家咨询。

Telemedicine——远程医疗（也称为远程保健或电子保健），允许医疗保健专业人员利用电信技术对偏远地区的患者进行评估、诊断和治疗。远程医疗使偏远地区的患者能够快速、高效地获得专业医疗知识，而无须长途跋涉。远程医疗可以更有效地利用有限的专家资源，这些专家可以在多个地点为患者"看病"，无论患者在哪里需要他们，他们都无须离开自己的医疗机构。

Telephonic visit——电话访问，是使用电话提供的实时医疗服务。

TPCCs——所有归属受益人的人均总费用是指该年度归属于某个医疗服务提供者或某组医疗服务提供者的所有医疗保险受益人的 A 部分和 B 部分总护理费用。同样，D 部分费用不包括在内。这是 CMS 用来计算 MIPS 成本指标成败的两个成本指标之一（另一个是 MSPB）。与 MSPB 不同的是，TPCC 与单个住院病程无关，而是针对所有住院病程。

VBPs——以价值为基础的支付计划，不仅仅是医疗活动（FFS）的绩效付费，而是包括对良好或不良结果（如临床质量、成本或其他过程结果）的奖励或惩罚。

Virtual Care——虚拟护理，是与设备无关的、直接面向消费者的服务，不需要人或生物识别监控，如使用 iPhone 与医疗服务提供者进行面对面交流。

——— 第 14 章 ———

日间手术中心的医疗主管：
有远见的领导者

Michael Guertin, MD, MBA, CPE[a]; Jarrett Heard, MD, MBA[b];
Timothy Del Rosario, MD[b]

关键词
- 医生领导力 ● 医疗机构的文化 ● 医疗机构的行为 ● 患者筛选 ● 患者安全 ● 患者满意度 ● 创新 ● 日间手术中心（ASC）

重点
- 日间手术中心医疗主管应该是一个有远见的医疗领导者，通过促进各部门相互协作并向下赋权来创建有效的机构文化。
- ASC 患者医疗服务的 3 个 S——筛选、安全和满意度——需要制订相关政策和流程来保护和加强患者的安全。
- 创新和可持续性为医疗主管提供了更多的机会，以建立有意义的变革，进一步促进 ASC 的成功、信誉和影响力。

2018 年 3 月 2 日《今日美国》（*USA Today*）一篇题为"外科手术中心如何为了削减成本提高利润而导致患者死亡"（How a Push to Cut Costs and Boost Profits at Surgery Centers Led to a Trail of Death）的文章。研究人员调查了尸检记录、医疗保险检查记录和其他数据，结果显示，从 2013 年至 2018 年有 260 多例患者在院外的手术中心接受日间手术后死亡。报告指出，大多数手术中心的手术和治疗操作不会导致任何并发症，特别是那些 ASC 拥有充分的设备和训练有素的工作人员，能处理临床上的紧急情况。调查人员在 ACS 发现了超过 12 例不合规情况。该篇文章对 ASC 产业提出了负面的观点，很容易被业界代

^a Department of Anesthesiology, The Ohio State University Wexner Medical Center, Jameson Crane Sports Medicine Institute, 2835 Fred Taylor Drive, Office 2214, Columbus, OH 43202, USA; ^b Department of Anesthesiology, The Ohio State University Wexner Medical Center, 410 W. 10th Avenue, N410 Doan Hall, Columbus, OH 43210, USA

☆ ☆ ☆ ☆

表人士认为是假报道而被驳回。日间手术中心协会（Ambulatory Surgery Center Association，ASCA）严厉谴责了这篇文章，并在其新闻稿中表示："由于文章内容中缺乏具体的不良事件叙述，该篇文章误导读者认为日间手术的不良事件比其他院内手术室内的更多，而实际上他们的不良事件更少"。ASCA 进一步指出，这篇文章并没有提到，在同样的 5 年时间之内，ASC 安全地进行了超过 2 亿例的手术。就像大多数点对点的争论一样，每一方都有一定的道理；然而，该篇文章和反驳声明提供了几个例子，说明有效的医疗领导者可以改善对患者的安全保障，并增加大多数 ASC 提供的大量医疗服务的可信度。本文的目的是讨论《今日美国》这篇文章中提出的一些改进的方面，并描述作为敬业、高效的 ASC 医疗主管如何为以下三方面做出指导和奠定基础：

- ASC 的机构行为与文化。
- ASC 患者医疗的 3S：患者选择、安全性与满意度。
- ASC 的创新。

ASC 医疗主管一职需要有管理和领导力的综合能力。管理者是监督某一组任务或公司某一部分的人，通常有一群人向他汇报工作。ASC 医疗主管的一些管理职责是不断改善和监督优化以下几个方面的政策和程序：

- 围手术期的医疗质量。
- 合格的外科医生准入，并合理利用好他们的宝贵时间。
- 患者获得及时的外科手术和操作治疗。
- 围手术期工作流程的效率。
- 治疗、药物、器械和植入物的成本效益。

就像一个好的管理人员一样，医疗主管可以决定一个医疗机构是好的还是更卓越的，他们的能力包括与 ASC 管理者一起阐明并实施科主任委员会制订的决策，并是帮助推动该中心成功运行的关键人员。虽然强大的管理能力对医疗主管这一角色至关重要，但领导者的能力和信誉才是将有效的医疗主管转变为能够真正指导医疗机构发展的有意义的人。

领导力、医疗机构的行为和文化

领导力包括建立一个清晰的愿景，并通过提供信息、知识和实现愿景的方法与他人分享这一愿景。协调和平衡所有成员和利益相关者的利益冲突也是至关重要的。一个高效的领导者能在危急时刻挺身而出，在困难的情况下能创造性地思考和行动。Charles Stoner 和 Jason Stoner 在《卓越的医生领导力》（*Inspired Physician Leadership*）一书中列举了"医生领导力从未如此重要"的 3 个原因：

（1）随着医疗改革的不断发展，尽管面临控制成本和支付模式改革的压力，医生领导者仍需帮助维护患者的健康。

（2）医生领导者有他们的专业知识和信誉，并具有独到的能力可以与各科医生之间进行交流并具有非临床方面的领导力。

（3）当医生们都一起来参与改善本医疗机构的绩效时，"会有更好的经济收入和患者临床结局"。

尽管有一种学派认为领导者天生具有领导力，但越来越多的人认为，领导力后天的培养和天生的一样重要。John Zenger 和 Joseph Folkman 在他们的《非凡的领导者》（*Extraordinary Leader*）一书中提到，以美国海军陆战队培养领导者的 234 年的历史为例，提出了"领导者是培养出来的，而非天生的"。如果领导技能确实是后天培养的，那么在这一学习的过程中必不可少的一步就是培养个人领导的哲学。Dale Benson 博士是美国医生领导力协会的杰出人物，他写道："你应该能够简洁明了地表达你的领导理念。你的领导力哲学会让你始终如一。"他进一步认为，如果一个人以自己的哲学为指导，那么其他人就不会那么害怕，因为他们知道自己的行为和反应方式会发生什么。Benson 博士将赋权描述为"如果把所有的决策都留给管理层，那么任何组织都不会像它本来可以做到的那样有效。因此应该在最直接相关的层面上做出相应决策。"进一步说，开明的授权是要对那些清楚理解组织的目标和方向的人进行授权。一个以个人领导哲学为指导的有效的领导者会通过他们的言语和行为方式清楚地传达组织的愿景。Benson 总结道："开明的授权意味着首先让我的员工团结起来，然后释放他们的才能。

俄亥俄州立大学橄榄球队教练 Woody Hayes 是位传奇的人物，他将他的自传命名为《合作共赢》（*You Win with People*）。Hayes 明白与优秀的人为伍并给予他们目标主导的文化的重要性；与 Benson 的主题一样，他写道："我现在有最后一个观点要和你们分享。这种观点认为，所有的事情都要与大家一起合作。"这些来自不同行业的领导者都明白这样一个基本事实：支持、指导和激励员工是任何企业通向成功的关键。

如果人是企业生命的血液的话，那么组织文化就是来激励他们的。在 ASC 中，医疗主管与其他主任还有行政管理人员组成的董事会一起决定该组织的特定文化，选择商业、学术和利他优先事项之间的平衡。因此，真正的医生领导者有责任清楚地传达这种文化，并指导所有员工，使每个人都了解组织的目标和战略，能够确定如何在这种文化中优化自己的个人潜力，并能够共同努力实现共同目标。虽然让一个组织中的人作为一个团队一起工作是有挑战的，但回报可能是非常显著的。咨询公司 Press-Ganey 对患者满意度调查得分进行了大量的分析，结果显示，发展有效的团队合作是提高患者满意度的三大关键因素之一。此外，

☆☆☆☆

最近一项研究的发现，有效的沟通是促进团队合作的关键因素之一，而团队合作对于围手术期患者的安全医疗至关重要："麻醉医生与各科室的外科医生及手术室的工作人员一起工作……因此，沟通变得更为重要。"一个有效的 ASC 医疗主管懂得团队合作和有效沟通之间的联系并通过他们的言语和行动培养他们的有效沟通，并通过制订临床途径，创建一个有利于患者安全的临床实践，最终提升患者的满意度。

总之，ASC 医生领导者必须要牢记，一线员工对成功的重要性，最重要的角色之一是鼓励他们进行有效的沟通，并为员工提供他们成功所需的资源和方向。一个成功的领导者让人们分享共同的组织愿景，尽最大可能满足患者的需要和愿望。

关于领导力的最后一点建议：永远做正确的事。因为医疗主管的决策和行动的终极目标是照顾好患者，这一点再怎么强调都不为过。在学习成为领导者所必需的技能时，很可能会忽视这一愿景。Norman Schwarzkopf 将军引用过一句话，这句话应该概括了医生领导者的本质："领导力是策略和人格的有力结合。但如果你必须要欠缺一方面的话，那就欠缺策略。"

日间手术中心患者医疗中的 3S：患者筛选、安全和满意度

美国现在有 5600 多家的手术中心，数量超过了医院总数。由于外科和麻醉技术与能力的进步，这些中心正在对病情较重的患者进行越来越复杂的手术。摘自 2018 年 3 月《今日美国》的文章（框 14-1）强调了 ASC 医学主管有机会应建立临床途径、政策和流程，解决和缓解与 ASC 患者医疗 3S 相关的问题：患者筛选、安全和满意度。

患者筛选

最近 ASC 麻醉相关结案的索赔案件的回顾，主要发现之一是在手术当天（DOS）之前需要完善对患者的术前评估。研究人员发现，最关键的时机包括"改进彻底患者筛查、术前评估和风险分层的策略"。ASC 医疗主管在设计和实施这些流程方面处于非常重要的地位，满足患者安全及手术的运转效率。作者在俄亥俄州立大学 Wexner 医学中心的机构经验表明，综合的麻醉前评估中心（ComPAC）的实施让患者在外科医生就诊并决定手术的当天就让 ASC 护士与患者见面并进一步进行评估。这给了患者充足的时间，可以让患者得到充分的评估并及时进行优化。综合的部分还包括对患者进行宣教，这些宣教的内容包括手术当天需要注意的事情，并对其设定围手术期体验切合实际的期望。与此

同时，还可防止手术时间延迟和取消手术，尽管有些患者的围手术期风险很大，但仍要使其减少到少于 1%。患者的安全也能间接得到改善，因为在手术当天取消手术要麻烦很多。尽量避免这种手术取消是对未得到优化或不适合行日间手术患者的考虑，但 ComPAC 可以在手术前几天或前几周做出相应的医疗决策，以免患者和外科医生在最后一刻做出改变。此外，由于有时间进行合并症的优化，因此也是对更多患者安全的考虑，这些合并有其他疾病的患者可能当时不能行日间手术，但是经过优化后可以使得他们进行日间手术。最后这些可以对患者满意度在几个方面产生积极的影响（见后续讨论）。

框 14-1　摘自 2018 年 3 月《今日美国》的文章

医疗保险要求院外手术中心评估每个患者的风险，但检查人员仅在 2015 年和 2016 年就发现了 122 家手术中心的风险评估存在缺陷，一些中心根本没有评估风险。

手术中心为了逐年扩大其业务，接受风险越来越大的手术。

由于院外手术中心的安全设备和人员比医院要少，行业领导者强调选择足够健康的患者的重要性，这样才能保证围手术期安全。

一些手术中心因在员工培训或抢救设备上吝啬而使患者的生命处于危险之中。还有其他中心在患者完全康复之前就把他们送回了家。

一些患者出院后，只能自行应对并发症。

经许可引自 Jewett C, Alesia M. How a push to cut costs and boost profits at surgery centers led to a trail of death. USA Today. Available at: https://www.usatoday.com/story/news/2018/03/02/medicare-certified-surgery-centers-safety-deaths/363172002/. Accessed January 9, 2019

当术前评估和优化完成后，可以更有效地完成风险分层和确定哪些患者适合日间手术中心。这倒不是说决定谁可以在日间手术中心行日间手术是非常明确或直截了当的，而是随着外科和麻醉技术的发展，扩大了日间手术的可能性，可以让更多有严重合并症的患者也可以有日间手术的可能性。到目前为止，还没有一个有效的流程来选择合适的患者，而要根据手术类型、麻醉类型和患者因素来考虑。2013 年一项针对 20 多万例患者的回顾性研究发现，日间手术围手术期的并发症和死亡率较低，但确定了围手术期不良事件的 7 个危险因素：超重的体重指数、肥胖的体重指数、慢性阻塞性肺疾病、短暂性脑缺血或卒中史、高血压、既往心脏手术史和手术时间较长者。然而，根据手术类型并选择合理的麻醉药物剂量，这些患者通常也可以在 ASC 进行手术。有几项研究通过观察衰弱评分来预测接受手术的老年患者的并发症和死亡率。目前，还有其他的一些举措，使用虚弱量表或其他指标进行日间手术的风险分层，但到目前为止，临床上还没有找到完全有用的方法。

☆ ☆ ☆ ☆

显然，患者筛选是有效的医生领导者可以对患者安全和满意度及 ASC 的财务绩效产生重大影响的一个方面。制订一个良好的评估和优化过程，并为选择合适的患者提供指导是很关键的。通过向日间手术中心的外科医生和麻醉医生交流愿景，医疗主管可以建立共识，并对 ASC 的最终成功运行产生深远的影响。有效的领导力技能，特别是精通相互沟通和建立共识，在这一方面努力也是相当重要的。

患者安全

尽管患者喜欢 ASC 带来的便利而且成本更低，但日间手术持续增长导致对患者安全需要更多的审查。《今日美国》的文章总结说，一些 ASC 通过承担风险越来越大的手术，而忽视高风险的健康问题来扩大业务。该篇文章还指出，一些手术中心期望通过在员工培训或抢救设备上节省开支来降低成本，还可能让患者在完全康复之前就出院了。但最近的数据表明，与 ASC 患者相比，住院的外科患者的严重不良结局是 ASC 患者的 2 倍多。尽管如此，人们越来越担心日间手术本质会有变化，病情较重的患者需要在日间手术基础上进行更复杂的手术，这可能最终打破其间的平衡。此外，各种认证机构和国家机构有不同的标准和不同的上报要求，这给消费者和潜在的患者安全问题带来了混淆。为了提高安全性，建立的 ASC 质量协作组织收集 ASC 的患者结局数据，包括从 ASC 转院的次数和原因、跌倒发生率、错误的手术部位 - 错误的左右侧手术及出院后 1d 内急诊科就诊的情况。例如，2018 年的第二季度，ASC 中有 0.945‰ 例患者导致医院转院或再入院。ASC 质量协作组织要求医疗保险收集每一位转院患者的额外报告，以提高透明度和责任制。然而，医疗保险提议不再收集医院转诊和其他质量衡量指标，称不同手术中心的差异太小，没有意义。这是医疗领导者如何通过及时和完整的结局上报来倡导诚信提高透明度以改善 ASC 的例子。

ASC 的医疗主管必须熟悉与医疗保险和医疗补助服务中心（CMS）、国家法律和 ASC 的认证机构一致的医疗标准和指导方针，以便为患者和员工提供持续的质量改进和最可能安全的医疗环境。医疗主管可以对患者安全产生重大影响，通过制订明确定义的医疗准入范围，该范围由医生领导和工作人员商定，得到良好执行，并在日常基础上进行改进，以匹配在中心执行的商定病例。鉴于日间手术的持续增长，允许可以根据实际情况进行一些调整，甚至允许以前被认为不太适合日间手术的患者做手术操作。

ASC 医疗主管有责任确保该日间手术中心避免《今日美国》文章中先前列出和指出的许多不足之处。医疗主管应确保急救中心拥有必要的急救设备（如急救车）和训练有素的工作人员，包括获得基本生命支持和高级生命支持证书的工作人员。尽管需要相关的费用，但根据美国恶性高热协会的规定，只要使用挥发性麻醉气体或琥珀胆碱，就应在现场保证足够剂量的丹曲林。为了保持员工的核心能力，应该有定期的在职培训，至少包括蓝色代码（医院内部呼救的紧急代码）和恶性高热的临床演练。在所有接受麻醉服务的患者完全恢复并准备出院之前，麻醉医生必须留在主导的中心地位，并应写入 ASC 的政策中。通过制订以患者为中心的政策，并确保这些政策得到遵守，ASC 医疗主管应成为终极患者安全的倡导者。

患者的满意度

随着向价值导向的医疗模式的转变，我们要记住"医疗的价值是对患者有用的结局和实现这些结局的成本之间的平衡"。由于患者对便利和质量的期望越来越高，医疗主管要接受并进行持续的改变，提供完美的患者满意度，以确保 ASC 的持续运行成功是至关重要的。由于良好的客户维系，非常满意的客户可以提供最大的利润，因为获得一个新客户的成本是维持一个新客户的成本的 5 ～ 10 倍，非常满意的客户更有可能通过其忠诚度及向他人推荐服务来创造额外的业务。

医疗主管应该认识到，影响患者满意度的因素很大程度上是主观的，是基于患者及其家属的术前和术后的体验。Press-Ganey 等公司的管理和对标患者满意度的调查表示为 ASC 提供患者对其接受的医疗体验的看法。门诊和日间手术患者对医务人员和医疗机构的评估调查（OAS CAHPS）是由 CMS 于 2016 年 1 月发起的全国性的自愿的上报系统。它的目的是衡量那些到医疗保险认证的医院门诊部（HOPD）和 ASC 进行手术或治疗操作的患者的就医体验。OAS CAHPS 评分的公开报告于 2018 年开始，CMS 已提议在 2019 年继续自愿参与调查。直至 2020 年，这些报告很可能会与报销挂钩，可能会对分数低和（或）不报告者进行惩罚。除了满意的患者的原始百分比和全国范围内针对不同 ASC 的百分位数对标之外，调查通常还包含患者对整个就医体验的意见。ASC 的医疗主管可以使用这些信息来进行流程改进，并制订提高患者医疗的临床路径。

在笔者所在的 ASC 的一个质量改进项目中，对患者满意度调查的意见进行了为期 6 个月的审查，并将所有负面评论分为几个大类。在评估负面评价分类后，我们发现医患沟通、医疗机构和静脉针留置是患者最不满意的最常出现的问题。设施设备的更新在财政上也不太现实，因此改进项目的重点是改善医患沟通和改进术前静脉针留置等问题。

为了改善医患沟通这一方面，ComPAC 开发出来（见前面的讨论）在术前外科医生预约当天对患者进行及时的评估。除了从患者那里获取信息外，还特

☆ ☆ ☆ ☆

别强调向患者提供信息。并需要面对面的互动，以及使用视频和纸质材料提供给患者和家属便于手术当天使用。这使医务人员能够对术后恢复期设定合理和适当的期望。

其中一个值得关注的问题是，在手术当天家属和患者很早就分开了。如果改变这个流程，让家属进入术前区域，这不仅减少了患者的焦虑，而且使家属能够观察医疗过程和医疗干预，并能听取医生和护理人员提供的指示，这是提高医患沟通指标中患者满意度的主要因素。通过让员工亲身参与这个新流程的开发过程，就容易让他们接受措施的更改，因为他们从一开始就是管理变更中的一部分。

建立静脉针留置改进方案，主要涉及适宜粗细的留置针和允许的尝试次数，减少手术中心不同护士个体之间的差异。也许最重要的是，手术中心在静脉留置针前使用缓释型的利多卡因浸润。局部麻醉的使用不仅减少了与静脉针留置相关的不适感，而且还向患者表明，我们正在尽一切努力使这部分过程更加舒适。这个简单的程序对患者心理和生理的积极影响不容小觑。就这一改变能够减少关于静脉针留置的负面评论数量。更重要的是，在实施该流程后的 12 个月内，有 35 条对静脉针留置的积极评价。这与之前的调查形成鲜明对比，当时毫无对静脉针留置的积极评价。

很大程度上由于这些变化，手术中心在 Press-Ganey 调查中的总体评分从第 73 个百分位提高到第 98 个百分位。改善患者的术前准备和优化也可以减少 16% 的手术室周转时间，并在上午 7 时至下午 3 时的相同的手术室时间内增加 20% 的手术量。这使得手术的安排时间更加准确，从而提高了患者满意度，因为进入手术室的时间更接近患者和家属的预期时间。周转时间的减少也提高了外科医生的满意度。

最后，在过去几年中，围手术期患者之家（PSH）和加速康复外科（ERAS）流程的普及为 ASC 医学主管提供了另一个改善患者预后和满意度的机会。使用循证技术，如多模式镇痛和术后恶心呕吐预防，以及阿片类药物节俭的麻醉药物，这些都是成为致力为患者提供最佳围手术期体验的医生领导者可以实施的方法。

创新

作为 ASC 的医学主管，如果说远见是医生领导者值得拥有的品质，那么创新应该是这种远见的连带产品。在当今复杂的卫生服务背景中，创新的概念可以采取各种形式。创新可以被理解为"在角色、团体或组织中有意地引入和应用相关单位的新思想、新流程、新产品或新程序，旨在显著地造福个人、团体或更广泛的社会人群。"在医疗服务领域，创新可以指任何一种方法，通过这种方法，卫生医疗系统可以更快、更有效地运作，并以更低的成本实现患者结局的改善。新技术、新政策、新的工作流程和组织结构都有可能对患者医疗的各个方面产生重大影响，这些都应属于医疗主管的职权范围。

Thakur 等全面地描述了创新思想产生并随后在医疗卫生系统内执行的典型过程。这个过程的阶段：

（1）创意的产生。

（2）决策。

（3）推出。

（4）评估。

（5）修改。

内部和外部因素都有助于产生想法，然后由管理者和领导职位的人进行审查。决定是否采用这些想法，通常是基于其与卫生系统内现有文化总体是否一致。下一个步骤，被称为推出涉及多个利益相关者，并且通常是在执行想法时遇到最多挑战的阶段。创新的进一步微调（或相反地，取消）被执行贯穿在随后的评估和修改阶段。值得注意的是，最后两个阶段也可能会循环回到初始阶段，因为之前的步骤可能会产生新的创新想法。此外，在当今快节奏的技术进步的背景下，创新的想法可能会被创新的产品所取代，包括软件和设备。在做出政府采购决策之后，类似的产品将以不同的方式推出、评估和改良以适应系统的需求。

医疗服务创新的盛行方面涉及信息技术（IT）的广泛运用。在这种情况下，IT 描述了一系列广泛的产品，除其他功能外，还使用网络和计算机算法来获取、处理、组织和呈现数据。从电子病历记录软件到输液泵、手术机器人系统及自动化药物和设备的传送系统等设备，IT 重新构造了患者医疗的整个过程。计算机编码和计费系统也同样被开发出来以优化成本和效率。此外，信息数据库也能使人们能够迅速获得最新的医学知识。从医疗主管的角度来看，IT 是提供安全和高效患者护理的强大工具。然而，与任何其他创新想法一样，每种产品都应经过严格的评估过程，不仅要审查其公认的优点，还要审查其与卫生系统内现有结构的兼容性。Bhattacherjee 和 Hikmet 调查了临床医生对引入新信息技术的抵制现象，引用了"感知有用性"和"感知易用性"作为促成因素。随着 IT 相关产品和系统的推出，根据临床医生和其他用户的反馈进行评估对其优化至关重要。在有效使用 IT 方面的持续改进需要在管理团队（由医疗中心主任）、临床医生和 IT 人员之间建立密切的工作关系。此外，特别是在实施（推出）和修改阶段，考虑大多数机构里固有的对变更的抵制是很重要的。在卫生医疗系统内，抵制通常是对改变的感知和因此改变导致实际医疗中断的结果。很明显，无论哪个部门的创新都需要自上而下和自下而上的管理方法。然而，医疗服务环境的独特之处在于，创新的总体目标不仅涉及提高运营效率和成本，还涉及

☆☆☆☆

患者的治疗效果。随着 IT 的不断发展，特别是随着最近的人工智能的发展，它将越来越多地深入地融入医疗服务的结构中。医疗中心的主任在推动更快和更有影响力的创新方面占据着重要的地位。

与此相一致的是，当今在许多部门发现的一个流行趋势是对环境可持续性概念的认识不断提高。据估计，美国医疗服务行业的温室气体排放量占全国温室气体排放总量的 9.8%。随着社会（和监管机构）越来越认识到这些数据，提高医疗卫生系统可持续性发展的措施可能会成为医疗主管责任领域的一部分。关于使用一次性设备和可重复使用设备的决定，减少对环境有害温室气体排放的方法，废物处理和节能设施的设计，是 ASC 医疗主管可获得的与可持续性发展相关的机会的几个例子。麻醉学中最近提出的一个问题是废弃麻醉气体（WAG）的全球变暖效应。笑气是一种常用的吸入麻醉剂，在大气中的寿命为 114 年，它不仅能够吸收并以热量的形式发射紫外线辐射，还会导致臭氧层的直接降解。全球增温潜能（GWP）是衡量一种物质相对于等效质量二氧化碳使大气变暖能力的指标。七氟烷的 GWP 值为 130，而氧化亚氮和异氟烷的 GWP 值分别为 298 和 510。然而，挥发性麻醉剂地氟烷的 GWP 值为 2540。此外，已证明使用地氟烷 1h 相当于开车 400mi（1mi=1.609 3km）所产生的二氧化碳。已经确定了减少这种对大气影响的措施，还需要不断宣传。使用较低的新鲜气体流量（FGF），在插管和任何其他时间断开呼吸回路的时候关闭气体流量（而不仅仅是挥发罐），并将挥发罐转盘调到比预期更高的设置（而不是使用高 FGF）以提高气体浓度，是一些避免将 WAG 排入大气的实用方法。挥发性麻醉药再利用技术的创新也得到了发展。也许使工作人员相信这些做法的优点更具有难度。与任何可能暂时扰乱正常的工作流程的创新一样，这些措施同样可能会遇到阻力。然而，随着意识到这些效益，与在能源和汽车部门所观察到的情况一致，可持续发展的医疗服务环境可能会纳入行业标准。ASC 的医疗主管处于一个非常重要的位置，并处于这一变革的最前沿，通过沟通将可持续实践融入其医疗中心的方法和好处，并确保这些实践被接受和采用。

小结

有远见的 ASC 医学主管是一位医生领导者，他会意识到需要在 ASC 发展一种文化，鼓励员工和专业人员的相互沟通，并赋予他们权力，从而促进其参与并维持组织的使命。开发和执行优化 ASC 患者医疗服务的 3S（患者筛选、安全和满意度）的操作流程需要医疗主管的远见和指导，这是 ASC 成功运行的关键。通过利用技术进步和可持续实践，创新思维提供了进一步改善患者医疗服务和长期成功运行的机会。

彩　　图

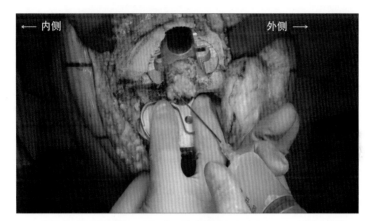

图 5-1　关节周围浸润（PAI）

在膝关节周围用 18G 针头注射局麻药来缓解术后疼痛，针尖在后囊内

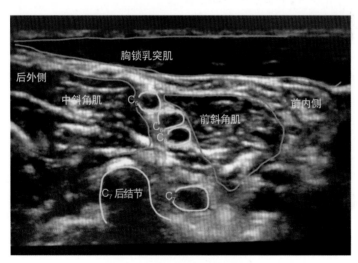

图 6-1　肌间沟臂丛神经阻滞

图上可见 C_5 神经根及分开的 C_6 神经根

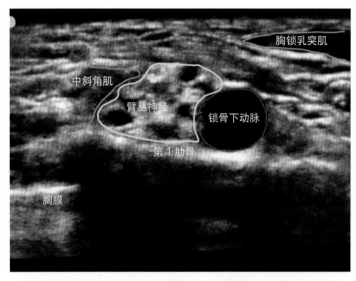

图 6-2　锁骨上臂丛神经阻滞，可见臂丛神经的分裂

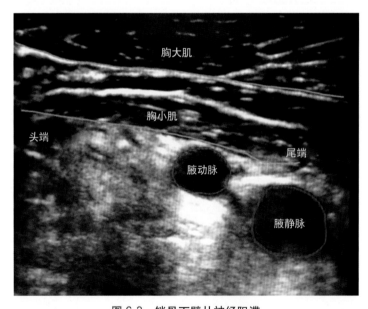

图 6-3　锁骨下臂丛神经阻滞

腋动脉周围的高回声（白色）结构表示臂丛神经的后束、内侧束和外侧束

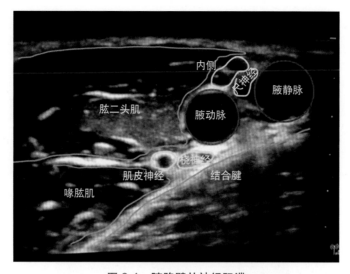

图 6-4 腋路臂丛神经阻滞

腋动脉周围可见神经结构，肌皮神经位于喙肱肌的前方

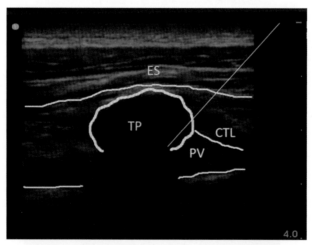

图 6-7 椎旁神经阻滞或竖脊肌阻滞的超声成像

对于椎旁神经阻滞，将针穿过肋横突韧带（CTL）至椎旁间隙（PV）。对于竖脊肌（ES）阻滞，局麻药沉积于竖脊肌肌肉和横突（TP）之间。浅蓝色线表示胸膜

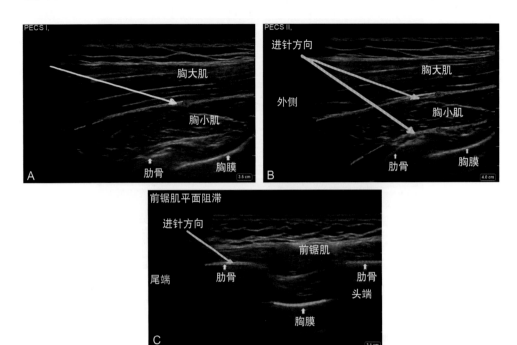

图 6-9　A. PECS Ⅰ 阻滞，橙色线表示胸（PEC）大肌和胸小肌之间的筋膜层。B. PECS Ⅱ阻滞，最下面的橙色线表示胸小肌和前锯肌之间的筋膜层。C. 前锯肌平面阻滞，注射的目标是前锯肌下方的筋膜平面。箭头表示针的方向

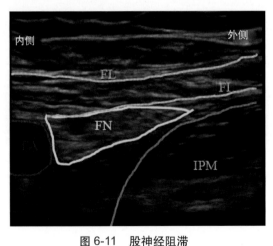

图 6-11　股神经阻滞
局麻药注射于股神经外侧和髂筋膜的深面
FA. 股动脉；FL. 阔筋膜；IPM. 髂腰肌；FI. 髂筋膜；FN. 股神经

☆　☆　☆　☆

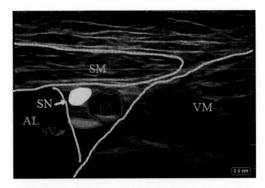

图 6-12　收肌管阻滞

隐神经位于缝匠肌下方的收肌管内，股动脉边上，应注意识别隐静脉
AL. 长收肌；VM. 股内侧肌；SN. 隐神经；SM. 缝匠肌这；FA. 股动脉；SV. 隐静脉

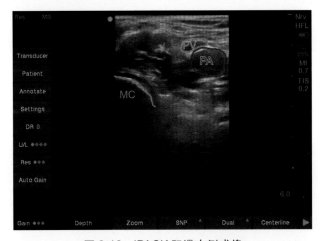

图 6-16　iPACK 阻滞内侧成像

当探头放置在腘窝中沿内侧方向移动时，应观察到股骨的内侧髁（MC）。PV. 腘静脉；PA. 腘动脉

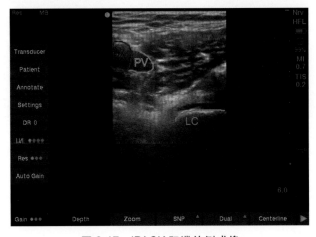

图 6-17　iPACK 阻滞外侧成像

当探头放置在腘窝处并向外侧移动时，可观察到股骨的外侧髁（LC）。PA. 腘动脉；PV. 腘静脉

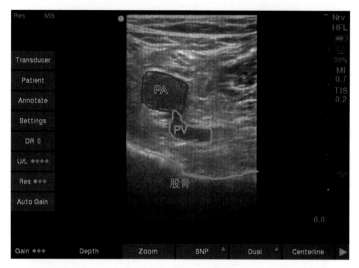

图 6-18　iPACK 阻滞

当探头向头侧方向移动，屏幕下部可见股骨后边缘（橙色线）。针尖沿着这条线浸润阻滞

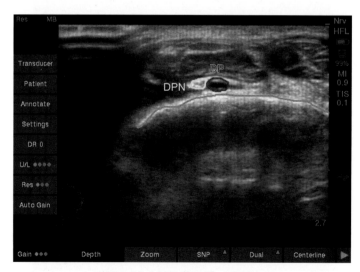

图 6-20　踝关节阻滞（背侧）

腓深神经（DPN）和腓浅神经紧邻足背动脉（DP）。动脉周围区域注射的局麻药足以实现充分的阻滞。Tibia. 胫骨

☆ ☆ ☆ ☆

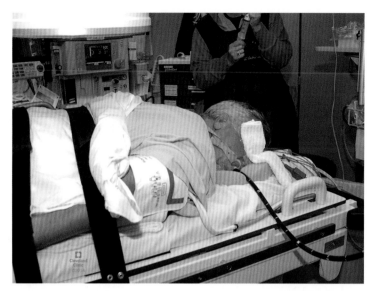

图 8-1　俯卧位行食管胃十二指肠镜检查，使用丙泊酚进行深度镇静或全身麻醉，并维持自主呼吸，使用二氧化碳监测通气

摘自 Courtesy of Cleveland Clinic Center for Medical Art & Photography. All Rights Reserved. © 2018；已获许可

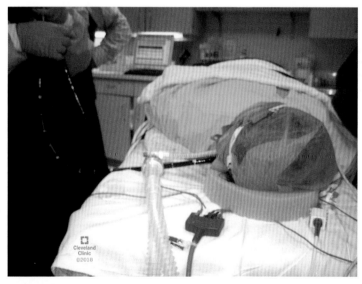

图 8-2　俯卧位行经内镜逆行胰胆管造影（ERCP），使用丙泊酚诱导进行全身麻醉，通过气管插管控制通气

摘自 Courtesy of Cleveland Clinic Center for Medical Art & Photography. All Rights Reserved. © 2018；已获许可

☆ ☆ ☆ ☆

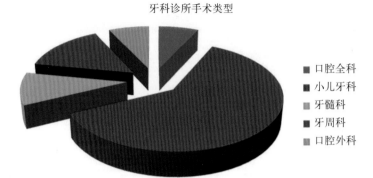

牙科诊所手术类型

- 口腔全科
- 小儿牙科
- 牙髓科
- 牙周科
- 口腔外科

图 10-1 典型的牙科麻醉医生临床中口腔手术操作的分布图

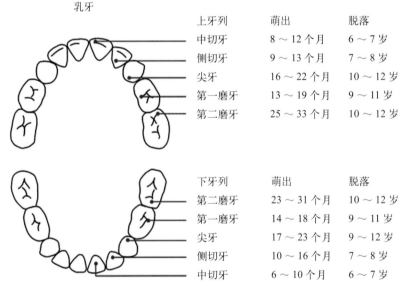

乳牙

上牙列	萌出	脱落
中切牙	8～12 个月	6～7 岁
侧切牙	9～13 个月	7～8 岁
尖牙	16～22 个月	10～12 岁
第一磨牙	13～19 个月	9～11 岁
第二磨牙	25～33 个月	10～12 岁

下牙列	萌出	脱落
第二磨牙	23～31 个月	10～12 岁
第一磨牙	14～18 个月	9～11 岁
尖牙	17～23 个月	9～12 岁
侧切牙	10～16 个月	7～8 岁
中切牙	6～10 个月	6～7 岁

图 10-2 乳牙的萌出和脱落表。虽然每个儿童个体的时间会有一些不同，但是对乳牙脱落时间的大概知识可以让麻醉医生在使用直接喉镜时了解会有哪些牙齿松动或者脱落，以及是否存在误吸的风险

摘自 ADA Division of Communications; Journal of the American Dental Association; ADA Council on Scientific Affairs. For the dental patient. Tooth eruption：the primary teeth. J Am Dental Assoc 2005; 136:1619; 已获许可